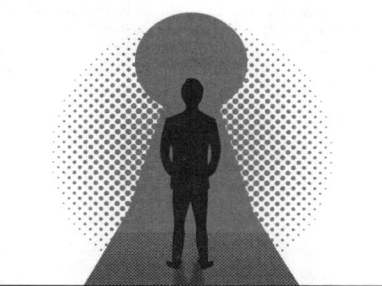

ALÉM DO CONSULTÓRIO

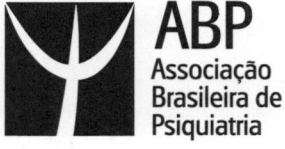

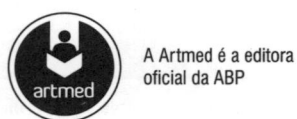

A Artmed é a editora oficial da ABP

Todos os textos reunidos neste livro foram originalmente publicados no Portal Estadão, tendo passado por pequenas adaptações para esta publicação.

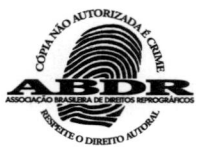

B277a   Barros, Daniel Martins de.
　　　　　Além do consultório : como a psiquiatria nos ajuda a
　　　　entender o mundo / Daniel Martins de Barros. – Porto Alegre
　　　　: Artmed, 2018.
　　　　　316 p. : il. ; 21 cm.

　　　　　ISBN 978-85-8271-456-0

　　　　　1. Psiquiatria. I. Título.

　　　　　　　　　　　　　　　　　　　　　　　　　　CDU 616.89

Catalogação na publicação: Poliana Sanchez de Araujo – CRB 10/2094

Daniel Martins de Barros

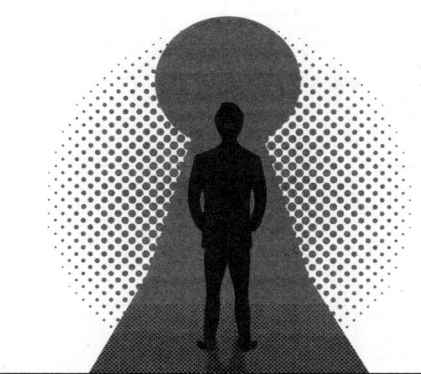

ALÉM DO CONSULTÓRIO

Como a psiquiatria nos
ajuda a entender o mundo

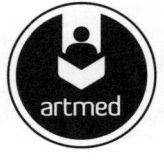

2018

© Artmed Editora Ltda., 2018

Gerente editorial: Letícia Bispo de Lima
Colaboraram nesta edição:
Coordenadora editorial: Cláudia Bittencourt
Capa: Maurício Pamplona
Preparação do original: Grasielly Hanke Angeli
Projeto gráfico e editoração: TIPOS – design editorial e fotografia

Reservados todos os direitos de publicação à
ARTMED EDITORA LTDA., uma empresa do GRUPO A EDUCAÇÃO S.A.
Av. Jerônimo de Ornelas, 670 – Santana
90040-340 – Porto Alegre – RS
Fone: (51) 3027-7000   Fax: (51) 3027-7070

SÃO PAULO
Rua Doutor Cesário Mota Jr., 63 – Vila Buarque
01221-020 – São Paulo – SP
Fone: (11) 3221-9033

SAC 0800 703-3444 – www.grupoa.com.br

É proibida a duplicação ou reprodução deste volume, no todo ou em parte, sob quaisquer formas ou por quaisquer meios (eletrônico, mecânico, gravação, fotocópia, distribuição na Web e outros), sem permissão expressa da Editora.

IMPRESSO NO BRASIL
PRINTED IN BRAZIL

AUTOR

Daniel Martins de Barros é professor colaborador do Departamento de Psiquiatria da Faculdade de Medicina da Universidade de São Paulo (USP) e médico do Instituto de Psiquiatria do Hospital das Clínicas da USP. Doutor em Ciências e bacharel em Filosofia pela USP, é colunista do jornal *O Estado de S. Paulo* e do Portal Estadão, bem como consultor do programa *Bem estar*, da Rede Globo. Fala sobre mente e cérebro no programa de entrevistas *Humanamente* e na coluna "Isso é coisa da sua cabeça", na Rádio Band News FM. Escreve mensalmente sobre ciência e comportamento para a revista *Galileu*.

Publicou, pela Artmed Editora, os livros *Personagens ou pacientes: clássicos da literatura mundial para refletir sobre a natureza humana* (2014) e *Manual de perícias psiquiátricas* (2015).

AGRADECIMENTOS

Faço questão de sempre agradecer ao Instituto de Psiquiatria do Hospital das Clínicas da Faculdade de Medicina da USP (FMUSP) e ao Departamento de Psiquiatria da FMUSP. Poucas são as instituições que reconhecem a divulgação científica como integrante do tripé universitário, fazendo parte da Extensão – que juntamente do Ensino e da Pesquisa formam esse famoso tripé. Sem esse reconhecimento, contudo, certamente não me seria possível manter a atuação em comunicação científica que tenho feito a partir dessa instituição.

Agradeço sempre também à minha editora, Charlise de Moraes, e ao editor executivo de conteúdos digitais do Grupo Estado, Luis Fernando Bovo, que me ajudaram a entender sobre o que eu escrevia e seguem me incentivando a continuar no caminho.

Um obrigado especial à amiga jornalista Carol Scolforo, que generosamente me ajudou a fazer uma primeira seleção dos textos publicados aqui. Esse pontapé inicial foi fundamental para chegar ao resultado final.

Obrigado à Adriane Kiperman, diretora editorial do Grupo A, e à Cláudia Bittencourt, coordenadora editorial do Grupo A, que toparam a ideia deste livro e cuja equipe deu suporte essencial em todas as etapas da produção.

E, como sempre, obrigado à minha esposa, Danielle, e meus filhos, Arthur e Bárbara. O tempo investido aqui foi também generosa doação deles.

SUMÁRIO

PARTE 1 – COMPORTAMENTO

1. A trabalhosa felicidade 21
2. Efeitos colaterais do amor 23
3. "Como" esperar quando se está esperando 25
4. Academia *versus* biblioteca. O papel do estudo na expectativa de vida 27
5. Nervosismo no trânsito 29
6. Dietas da moda ou baseadas em evidências? 31
7. O *bullying* de hoje e os prejuízos de amanhã 33
8. Divertidas lembranças – como o humor melhora a memória 35
9. As bem-vindas mudanças 37
10. Faça uma mulher feliz: mande-a trabalhar (e lave você a louça) 39
11. Anotar à mão ou no computador? Tanto faz para quem usa a cabeça 41
12. Pedir e receber perdão 43
13. As dez comidas mais viciantes – e como fugir do vício 45
14. Entre a preguiça e a ansiedade 47
15. "Acalme-se!" – o difícil e necessário exercício de controlar as emoções 50
16. Escolha bem no que você acredita – o poder das crenças para o bem e para o mal 53
17. Meu mundo caiu – como reconstruir mundos caídos 56
18. Controlando as emoções negativas (Meu mundo caiu, Parte 2) 58
19. Rir da própria desgraça 60

20 O medo, antes da morte e depois do amor 62
21 "Hei de vencer. Hei de vencer. Hei de vencer" – como o mantra da autoajuda pode te derrotar 64
22 Morte e ressurreição da homeopatia 66
23 Transforme o estresse em aliado: peça mais trabalho (mas com mais liberdade) 68
24 Querendo ou não, todo mundo acredita em alguma coisa 70
25 Não ponha para fora a sua raiva 73
26 Psicopata é você! 75
27 Os pelados e suas razões 77
28 Cesárea no Brasil, sarampo na Disney 80
29 A briga entre as lutas – MMA e pós-modernismo 83
30 Quem apanha em dia de jogo? 85
31 Não a chame de gorda (nem caçoe da barriga dele) 87
32 Mulheres não são o sexo frágil, mas seu coração... 89
33 Quer ser *sexy*? Use a criatividade 91
34 Diz-me o que curtes, e eu te direi quem és 94
35 Quando o casamento atrapalha as redes sociais 96
36 Cinco motivos pelos quais adoramos uma lista 98
37 Isso é coisa de menina? 100
38 A maldição da escolha – quanto mais opções, mais difícil encontrar um relacionamento 103
39 Cultura do estupro *versus* natureza do estuprador 105
40 A lição do turista – como não se arrepender de não ter tido tempo para o que importa 107
41 O elogio do fracasso 109
42 A alegria do Papa 111
43 Dinheiro traz felicidade 113
44 Ganhar na Mega-sena ou tomar um bom café? 115
45 Invejosos somos todos 117
46 Chaminé *versus* manjedoura – a psicologia de um Feliz Natal 119
47 A importância dos amigos (verdadeiros) 121

PARTE 2 – CULTURA

48 Alegrias e tristezas de bichos e humanos 125
49 Frustrações com a hipnose, da Suécia ao Paraná 127
50 Memória e esquecimento – mitos e verdades na literatura e no cinema 130
51 Crianças psicopatas na visão de Machado de Assis e Guimarães Rosa 133
52 Esquizofrenia e os aviões que não caem 136
53 *Neurobullshit* – como evitar que ouvidos sejam penicos 138
54 Luz sobre a loucura 141
55 A complexa violência 143
56 Doenças, identidades e conflitos de geração em lente de aumento 145
57 Se beber, não salve a rainha 147
58 A linguagem do *jazz* 149
59 Rindo da própria desgraça 151
60 Não entre em pânico! – O fim dos livros e *O guia do mochileiro das galáxias* 153
61 Por que psicopatas abrem mão do sucesso 155
62 O papa vitalício e o vigor do corpo e do espírito 157
63 O que você faria? 159
64 Os tristes palhaços 161
65 Coragem para pensar 163
66 Vou contar uma história – jornalismo, ciência e empatia 165
67 Deixe seu filho ficar triste 167
68 Não somos imortais 169
69 As várias voltas dos discos 171
70 Espelho negro – *Black Mirror* fala do presente ao imaginar o futuro 174
71 Como viver a vida aceitando o que ela traz – lições de outro planeta do filme *A chegada* 176
72 *Blue Jasmine* – você, eu e Woody Allen 179
73 *Laranja mecânica* e a doença do crime 181

PARTE 3 – PAIS E FILHOS

74 Para o meu filho 185
75 A culpa é da televisão? 187
76 Como elogiar seus filhos – e premiar seus cientistas 189
77 Interagir com os filhos emagrece 191
78 Padecer no paraíso? Alegrias e agruras de ter filhos 193
79 Chega de mentir para os filhos (eles só são especiais para nós) 196
80 Leia para seus filhos, com seus filhos, pelos seus filhos 198
81 *Burnout* paterno ou: você não precisa ter vergonha de se cansar dos filhos 200
82 O iPhone irá mesmo derreter o cérebro do seu filho? 202
83 Educar para a desobediência 204
84 Não grite com seus filhos – além de não educá-los, pode agravar o problema 206

PARTE 4 – POLÍTICA

85 Sofrimento e desperdício – a ideologia e a política no déficit de atenção 211
86 Mentes corrompidas – por que se rouba tanto? 213
87 Suje-se gordo! – Mentes corrompidas, Parte 2 215
88 O cérebro imoral – Mentes corrompidas, Parte 3 218
89 O dinheiro nos faz egoístas – Mentes corrompidas, Parte 4 220
90 Pondo um freio na corrupção – Mentes corrompidas, Final 222
91 Você nasceu para ser enganado – a ciência como antídoto para a pós-verdade 225
92 Se gritar "pega ladrão", até eu corro 227
93 Cotas, Belo Monte, drogas (e outras coisas sobre as quais não tenho opinião) 230
94 Verdades sobre boatos 232
95 Sobre violência e multidões 234
96 A greve de fome e a ética 236
97 Dengue – a hora de uma política baseada em evidências 238
98 O jogo das próteses 241

99 Como se faz um terrorista 244
100 Um presidente pode ser burro? 246

PARTE 5 – PSIQUIATRIA

101 O efeito borboleta no cérebro: por que a mente é caótica 251
102 Macaco, leão e porco – Rivotril e a briga de Luciano 253
103 Surto psicótico, crime e viés cognitivo 255
104 As doenças da moda 257
105 Luto 259
106 Para além dos massacres 261
107 A demonização dos calmantes 263
108 A danada pinga – dependência é prazer ou compulsão? 266
109 Só os contadores são normais – associação entre criatividade e transtornos mentais 268
110 Por que falta de atenção pode ser doença 270
111 Botox contra depressão 272
112 A última que morre 274
113 "Não sou preguiçoso" – o preconceito contra pacientes deprimidos 276
114 Cuidando do coração – nos dois sentidos 278
115 Prevenindo o déficit de atenção 280
116 Beleza não se põe à mesa, mas ninguém quer comer no chão 282
117 Ansiedade de morrer 285
118 Quando o problema dos filhos problemáticos podem ser pais com problemas 287
119 Desacelerar desde cedo – seria hora de ensinar meditação para as crianças? 289
120 Não fuja da depressão 291
121 Tomar remédio é fácil, difícil é tomar rumo 294
122 A noite de um dia luminoso – insônia, da pré-história à melatonina 296
123 Vivendo no futuro – como ansiedade e otimismo atrapalham o brasileiro 298

124 Questionar para melhorar – perguntas certeiras contra a depressão 300
125 O mercado de antidepressivos – enquanto uns choram, outros vendem lenço 302
126 O *crack* e o capeta 304
127 Perseguição a Dilma Rousseff 307
128 Seu coração aguenta tanto trânsito? 309
129 Conscientização e prevenção do suicídio 311
130 Os afastamentos por doença e a doença dos afastamentos 313
131 Aprender com os idosos a tocar em frente 315

INTRODUÇÃO

Quando comecei a escrever um *blog* sobre Psiquiatria, em 2009, tinha dois grandes objetivos: o primeiro era estabelecer um diálogo entre a Psiquiatria e o leitor leigo, divulgando o conhecimento sobre o cérebro e o comportamento de uma forma que fizesse sentido no dia a dia das pessoas; o segundo era saber se seria possível fazer isso toda semana. Será que não faltaria assunto? Que não me tornaria repetitivo? Haveria um modo de fazer dessa prática uma rotina?

Como muitos, comecei a escrever sem leitores. Inicialmente numa plataforma da própria Universidade de São Paulo (USP), depois de um ano migrei para o Wordpress, ampliando o alcance dos textos. Passei mais dois anos me obrigando a escrever semanalmente, com ou sem leitores, até que veio o convite para levar o *blog* para o *Estadão*, quando a então editora-chefe Cláudia Belfort remodelou o Portal do jornal. Desde então já se passaram seis anos. E até agora não faltou assunto.

O segredo é estar atento. A vida é rica em temas que carecem de reflexão. Fatos políticos, mudanças econômicas, eventos esportivos, filmes de sucesso, relações interpessoais – todo dia nos deparamos com tópicos cuja complexidade não se esgota com um só ponto de vista. A multiplicidade de análises ajuda a aprofundar a compreensão do mundo que nos cerca, o que não só é intelectualmente estimulante, mas também dá mais instrumentos para quem quer intervir nesse mundo a fim de fazer dele um lugar melhor.

Para isso foi preciso que eu ampliasse meus horizontes. Apesar de ser um *blog* mantido por um psiquiatra, se eu me restringisse a tratar apenas de transtornos mentais talvez não tivesse assunto por tanto tempo – ou não despertasse o interesse de tantos leitores. No entanto, só percebi isso depois, olhando para trás, quando publiquei minha primeira antologia de textos – os assuntos eram tão diversos que ficava difícil saber do que se tratava o livro. Psiquiatria? Sim, mas não só. Política? Cultura geral?

Esportes? Um pouco de cada – mas sempre com uma pitada de análise do comportamento, pesquisas em neurociência e afins.

É isso o que significa *Além do consultório*. Os textos aqui reunidos – publicados a partir de setembro de 2011, ano em que estreei no *Estadão* – utilizam os instrumentos das ciências do cérebro, mente e comportamento para analisar os eventos cotidianos. Nesta compilação eles aparecem divididos em cinco seções. Na Parte 1, Comportamento, reunimos os textos que analisam as ações humanas de forma geral. Temas como gerenciamento de emoções, hábitos alimentares, trabalho, redes sociais – e nossas atitudes com relação a tudo isso – dão o tom nessa seção inicial. A Parte 2 é dedicada à Cultura, na qual aparecerem os artigos em que discuto filmes, livros, seriados, televisão e diversos outros produtos culturais – artísticos ou não. Obviamente não se trata de uma tentativa de me fazer passar por crítico, mas de acrescentar camadas de leitura a esses produtos tão presentes em nossa vida ao observá-los do ponto de vista do nosso mundo "psi". O leitor poderá notar (eu só notei agora) como que nossas próprias preocupações se refletem no que produzimos ao chegar à Parte 3, Pais e filhos. No mesmo 2011 em que fui para o *Estadão* minha esposa engravidou de nosso primeiro filho (e em 2013 nasceria a caçula). Embora questões ligadas à paternidade e educação de filhos já surgissem de quando em vez nos meus textos, desde então o tema se tornou recorrente – felizmente, diga-se, porque creio que como profissionais da saúde mental temos muito a acrescentar a essa discussão, comum no dia a dia, mas pouco qualificada tantas vezes. Escrevendo semanalmente num portal jornalístico de grande expressão, não teria como deixar de fora os assuntos de Política, título da Parte 4. Reflexo do nosso país, o ponto que mais aparece nessa seção é a corrupção – sobretudo por conta da série de cinco artigos que chamei de "Mentes corrompidas", nos quais discuto aspectos da personalidade de quem se corrompe, como o dinheiro mexe com nossa cabeça, as raízes da desonestidade, como escrevi. A ideia central, "mais do que reduzir o problema da corrupção ao cérebro ou à mente das pessoas, [foi] ampliar o debate público, colocando em cena esses elementos que pouco são discutidos", como explico no livro. Por fim, não poderia faltar uma seção dedicada à Psiquiatria propriamente dita. Os artigos tratando dos transtornos mentais, seu diagnóstico e tratamento estão concentrados na Parte 5, que fecha o livro. Embora menções a doenças possam pulular ao longo do livro todo, aqui tratamos mais diretamente sobre depressão, ansiedade, transtornos psicóticos – também sem deixar de articulá-los com a vida real dos leitores.

Olhando esta coleção de textos, acredito que conseguimos realmente ir *Além do consultório*. Tudo o que fazemos lá dentro é importante, sem dúvida. Mas a maioria das pessoas não entra em nosso local de atendimento, até porque é a minoria que chega a adoecer de fato. Isso não significa, contudo, que o conhecimento da psiquiatria, da psicologia, das neurociências, não possa ajudar todo mundo. Olhando para fora de nossas salas, observando a realidade despidos da pretensão de dar explicações definitivas ou reducionistas, tenho certeza que podemos ajudar a entender um pouco melhor o mundo que nos cerca.

PARTE 1

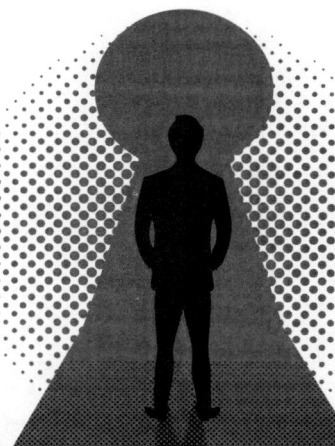

COMPORTAMENTO

1

A TRABALHOSA FELICIDADE

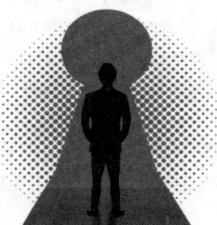

É difícil acreditar, mas muitas vezes o trabalho duro nos faz mais felizes do que a folga.
Tive a prova disso quando, há alguns anos, fiz uma viagem em família. Atravessando o Reino Unido de carro com minha esposa e meus pais, indo das Terras Altas da Escócia até o sul da Inglaterra através de cidades pequenas e estradas minúsculas, esse tema passou por minha cabeça quando, notando que o carro alugado fazia grande parte do trabalho sozinho, já que era equipado com GPS, meu pai fez um comentário com o qual concordei imediatamente: "Viajam com GPS perde um pouco da graça, não é?". Concordei, mas não sem certo conflito: se nem ele nem eu somos saudosistas que acham que tudo era melhor antigamente, tampouco tecnófobos, desconfiados de qualquer coisa que use pilhas, por que sentíamos que outras viagens (com mapa no colo, estudando pontos de referência e debatendo qual via seguir) foram mais recompensadoras do que as mais recentes, guiadas por satélite?
Justamente porque aquelas davam mais trabalho.
É claro que é mais fácil apertar dois ou três botões e seguir as indicações; tecnologia serve para isso mesmo, facilitar a vida. Mas não se pode negar que, se ganhamos em conforto, perdemos em realização, privados do

sentimento de vitória ao decifrar um labirinto de estradas e conseguir chegar ao destino.

Essa foi a mesma conclusão de um grupo de pesquisadores da escola de negócios da Universidade de Chicago no ano passado. Eles apresentaram um formulário a voluntários, oferecendo em troca uma barra de chocolate. Os sujeitos podiam esperar 15 minutos e pegá-la ali mesmo ou gastar esse tempo indo a pé buscá-la em outro local. Mesmo variando o tipo de chocolate (escuro ou ao leite) e o grau de liberdade das pessoas para escolher o que fazer, todos que tiveram mais trabalho se sentiram mais felizes do que quem teve folga. Os pesquisadores concluíram que o ócio, na verdade, nos aflige e o que queremos mesmo é ficar ocupados – só precisamos de um motivo.

Claro que os momentos de folga são fundamentais, mas experimente ficar de folga para sempre, para ver como ter trabalho faz falta.

Hsee, C. K., Yang, A. X., & Wang, L. (2010). Idleness aversion and the need for justifiable busyness. *Psychological Science, 21*(7), 926-930.

2
EFEITOS COLATERAIS DO AMOR

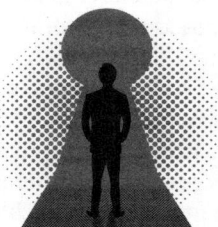

"Eu não sou elitista, só acho que existem dois grupos: nós e o resto", dizia o ímpar professor Juarez Montanaro, figura inesquecível para os que com ele estudaram medicina legal. A piada, como muitas outras, disfarça uma tendência comum a todo ser humano: julgar melhor os que são do "nosso grupo" (qualquer que seja ele) do que os que são de fora. Esse é um viés cognitivo chamado de viés intragrupo e pode ser considerado um efeito colateral do amor. Isso mesmo, depois de tratarmos das belezas da ocitocina e dos vínculos que ela ajuda a criar, vale a pena dar uma olhada num outro lado dessa história.

Do ponto de vista evolutivo, foi um desafio explicar por que somos altruístas – se os genes são selecionados na medida em que ajudam a perpetuar a si mesmos, como seria possível o sacrifício em favor dos outros? Isso aparentemente contradizia a seleção natural. Embora o próprio Darwin já tivesse discutido a questão, foi na década de 1960 que o biólogo William D. Hamilton desenvolveu melhor o conceito que ficou conhecido como "seleção de parentesco". Segundo ele, quanto mais próximos forem os parentes, mais semelhantes serão suas cargas genéticas; assim, o sucesso reprodutivo não só de um indivíduo, mas também de sua família, seria favorecido pela evolução. Morrer por um filho, assim, embora impeça o sujeito de continuar passando adiante seus genes, aumenta a chance de que seus descendentes o façam.

Fica claro que isso só tem sentido para relações próximas – biologicamente não há razão para ser altruísta com não parentes. Agora, se lembrarmos que a ocitocina fortalece os vínculos familiares, surge a pergunta: será que ela favoreceria o viés intragrupo? Ou seja: se biologicamente temos a tendência de nos sacrificarmos por parentes próximos, será que o efeito da ocitocina poderia nos fazer mais prontos a agir em favor do nosso grupo, e não de grupos vistos como "outros"?

Parece que sim. Estudando as atitudes de alunos holandeses com relação a mulçumanos e alemães, psicólogos descobriram que, em cenários de um naufrágio, por exemplo, o uso de um *spray* de ocitocina aumentava a chance de os voluntários salvarem um sujeito chamado Maarten (nome típico holandês), mas não alterava em nada sua tendência de salvar um Mohammed ou mesmo um Markus (nomes mulçumano e alemão, respectivamente). Da mesma forma, após uma dose de ocitocina, os sujeitos associavam com mais rapidez características positivas a holandeses e características negativas a mulçumanos e alemães. Os cientistas então sugerem que o etnocentrismo (favorecimento de seu grupo em relação a outros) também tem raízes biológicas, e não apenas socioculturais.

É desnecessário dizer que isso tudo não justifica o preconceito ou a discriminação. Nossa biologia nos impõe uma série enorme de tendências, impulsos e inclinações contra as quais lutamos em prol de vivermos numa sociedade civilizada – são só as bestas-feras que cedem irrestritamente aos chamados da natureza (ok, alguns humanos também o fazem e, por isso, os denominamos animais). Combater o preconceito e relembrar que ser "dos nossos" não faz ninguém melhor do que ser "dos outros" é uma tarefa contínua, como contínuo deve ser o esforço para apagar as próprias fronteiras entre "nós" e "eles".

De Dreu, C., Greer, L., Van Kleef, G., Shalvi, S., & Handgraaf, M. (2011). Oxytocin promotes human ethnocentrism *Proceedings of the National Academy of Sciences, 108*(4), 1262-1266.

3
"COMO" ESPERAR QUANDO SE ESTÁ ESPERANDO

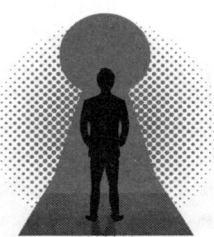

Ainda era adolescente quando tive um *insight* na fila do McDonalds. De repente me dei conta de que era inútil preencher, ainda na fila, um papelzinho dizendo qual era o meu pedido – se, na hora em que eu chegava no caixa, a pessoa ainda me fazia outras perguntas, por que raios o papel? Ele não acelerava o processo nem facilitava a compra. Foi necessária uma nova camada de compreensão, tempos depois, até entender a estratégia – aquele funcionário que percorre a fila perguntando o que quero comer, se desejo sobremesa, etc., tem o propósito de me fazer sentir atendido: assim que ele me aborda, eu mudo de patamar – finalmente comecei a ser atendido e, portanto, não estou apenas esperando. Mas eis que descubro, anos depois, que a coisa não para por aí. Mais um nível de compreensão se abriu quando notei que, além de reduzir minha percepção de espera, a estratégia diminui bastante a chance de eu desistir da minha compra e abandonar a fila. Sim, agora me parece bastante óbvio, mas eu nunca havia pensado nesses termos nem me deparado com uma prova objetiva.

Pesquisadores canadenses descobriram que nossa postura durante a espera é bastante manipulável. A simples presença de dicas visuais, mesmo que nada tenham a ver com a tarefa que estamos para realizar, é suficiente para mudar nossa atitude. Por exemplo, há dados que mostram que as filas de caixas automáticos de banco têm, normalmente, entre 3 e 9 pessoas, que esperam entre 5 e 10 minutos para usar a máquina. Além disso, em média 20 a 25% das pessoas abandonam a fila, a maioria nos primeiros três minutos. Colocando postes-guia na fila, ou mesmo tapetes, que chegavam até a sexta ou sétima pessoa esperando, no entanto, os cientistas viram a taxa de abandono cair de 26 para 14% no local da pesquisa.

O comportamento das pessoas também mudava apenas por terem essa sensação de "entrar no sistema": independentemente da sua posição na fila, os sujeitos que pisavam no tapete ou passavam do primeiro poste-guia já pegavam a carteira ou tiravam o cartão do bolso, preparando-se para começar a tarefa – mesmo que sete pessoas ainda estivessem na sua frente.

E note como mexer em nossa cabeça é fácil: com outro grupo, os pesquisadores pediram que voluntários fizessem duas tarefas quaisquer, uma na sala 1, outra na sala 2. Na transição entre as duas salas, ficavam alguns minutos numa área de espera localizada entre elas e, enquanto aguardavam, tinham de responder quantas vezes achavam que acertariam uma bola de golfe a 5 m do buraco, em cem tentativas. Em metade das vezes um pesquisador ficava na porta da sala 1, de onde os voluntários estavam saindo, e dizia: "Aguardem aqui dentro da área de espera"; na outra metade, ele ficava na porta da sala 2, para onde eles iriam, e dizia: "Aguardem aqui fora na área de espera". Só isso já foi suficiente para fazer uma diferença significativa: os que se achavam "dentro" imaginaram que acertariam 48% das vezes, contra 31% dos que se viam ainda "fora", revelando uma disposição mental diferente entre os sujeitos nas duas condições.

Filas, McDonalds e caixas automáticos – à primeira vista, tudo isso pode parecer apenas curiosidade para conversa de bar ou, na melhor das hipóteses, um estudo para o próximo prêmio IgNobel. No entanto, as implicações podem ser maiores quando levamos em conta situações em que permanecer firme na espera pode ser realmente importante – pense na fila para transplante de órgãos ou na espera por lides judiciais. Em casos como esses, criar dispositivos que façam as pessoas se sentirem inseridas no processo pode fazer a diferença entre persistir ou desistir.

Zhao M., Lee L., & Soman, D. (2012). Crossing the virtual boundary: The effect of task-irrelevant environmental cues on task implementation. *Psychological Science,* 23(10), 1200-1207.

4

ACADEMIA *VERSUS* BIBLIOTECA. O PAPEL DO ESTUDO NA EXPECTATIVA DE VIDA

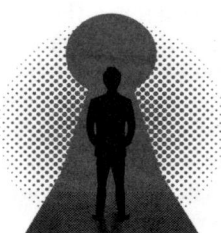

Pergunte a um médico, um nutricionista ou um educador físico o que fazer para viver mais e provavelmente você receberá respostas com as seguintes recomendações: exercite-se regularmente, tenha uma alimentação saudável e faça *check-ups*. Embora todas sejam importantes, poucos se lembrarão de dar o conselho que comprovadamente mais aumenta a expectativa de vida: estude.

Há abundantes evidências mostrando que cada ano a mais de estudo não só aumenta o salário, mas também melhora diversos índices de saúde independentemente do dinheiro – mesmo descontando o efeito da melhora financeira, quem estuda mais adoece menos e demora mais para morrer. Um dos principais motivos para isso, especula-se, é que, com mais estudo, as pessoas desenvolvem mais atitudes saudáveis. Norte-americanos só com o ensino médio ou menos fumam três vezes mais do que os universitários, por exemplo, e o estudo correlaciona-se também com mais atividade física. Em suma, é provável que a educação ajude no desenvolvimento da nossa capacidade de planejamento, adiamento de gratificações, capacidade de tomada de decisão levando em conta os efeitos de longo prazo – todos comportamentos ligados ao desenvolvimento do córtex pré-frontal do cérebro, um dos mais exercitados no processo educacional.

E agora o mais importante: esse incremento na saúde é transmitido de pais para filhos. A literatura científica já apontava nessa direção, e um levantamento feito pelo *Estadão* Dados mostrou que o mesmo fenômeno pode ser identificado no Brasil: existe uma forte correlação entre a redução do analfabetismo e da mortalidade infantil. Confirmando que o estudo é a variável de maior impacto na sobrevivência, foram testadas correlações entre mortalidade infantil e outras 232 variáveis, e a taxa de analfabetismo entre os adultos se mostrou a mais importante: para cada ponto percentual a menos nessa taxa, a mortalidade infantil cai 4,7 pontos. O efeito é duas vezes maior do que a redução da pobreza, variável que ficou em segundo lugar.

É evidente que não basta investir em educação para garantir a saúde das pessoas – serviços como saneamento básico, vacinação e saúde são de extrema importância. No entanto, como dizem nas redes sociais, fica a dica: para além de interesses eleitorais, um governo que queira investir na saúde da população fará bem se lembrar que, além de profissionais da saúde, os professores fazem muita diferença.

5
NERVOSISMO NO TRÂNSITO

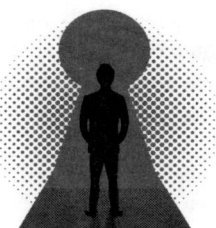

Ficar nervoso no trânsito é quase inevitável. As duas situações mais comuns em que as pessoas perdem a calma ocorrem em contextos opostos. Quando o trânsito está muito congestionado, reduzindo a mobilidade e criando a sensação de enclausuramento, o sistema de alerta do nosso organismo tende a ficar mais ativo, nos deixando propensos a ter reações de luta ou fuga. É nesses momentos que uma batida boba ou um esbarrão no retrovisor podem ser o estopim de uma reação agressiva súbita, não raramente desproporcional à gravidade do acontecimento. Como são grandes as chances de que a outra pessoa envolvida também esteja estressada, ao se sentir ameaçada ela também pode se tornar hostil, criando o cenário para as lamentáveis brigas de trânsito, por vezes bastante violentas.

No entanto, também ocorre o fenômeno inverso: quando a fluidez do tráfego é maior, como no início do dia, as brigas decorrem geralmente de uma escalada de violência. Após uma ultrapassagem que alguém julga indevida, uma fechada ou qualquer atitude que seja encarada como provocação, um dos motoristas tenta tirar satisfação e reparar a injustiça da qual se julga vítima. Se a reação do outro envolvido for também de hostilidade, pode ter início uma cadeia crescente de atos de agressão de parte a parte que tem ainda mais chance de culminar em violência física.

As saídas são simples, mas nem sempre fáceis de pôr em prática. Quando nos vemos num congestionamento, o estresse vem da angústia de fazer algo para resolver a situação. Se nos conformarmos com o trânsito e o atraso, contudo, o estresse diminui. E, nos casos de disputas, o ideal é usar o velho truque de contar até dez. Não só porque ele realmente funciona, mas porque nunca se sabe quem se está chamando para a briga.

6
DIETAS DA MODA OU BASEADAS EM EVIDÊNCIAS?

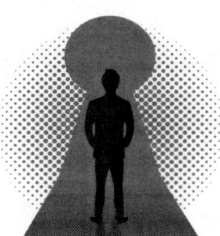

Provavelmente você já deve ter ouvido falar da dieta mediterrânea. É aquela proposta de cardápio baseada nos hábitos de consumo dos povos situados ao redor do Mar Mediterrâneo, como gregos, espanhóis e italianos, sobretudo ao sul desses países. Ela sugere o grande consumo de óleos vegetais, frutas, legumes, grãos integrais, consumo moderado de peixe, queijo, iogurte e vinho e baixo consumo de carne.

O problema é que as recomendações dietéticas são tão fugazes que às vezes temos a impressão de que o alimento saudável de hoje é o vilão de amanhã. Atualmente, por exemplo, já não sei se o ovo faz bem ou mal. Entretanto, há um motivo pelo qual a dieta do mediterrâneo me chamou a atenção: um grupo de universidades na Espanha resolveu fazer um dos maiores estudos desse tipo de que já ouvi falar. Os cientistas dividiram milhares de pessoas com alto risco cardíaco pelo país todo em dois grupos, um recebendo a dieta mediterrânea, e outro, uma dieta com pouca gordura. Eles vêm acompanhando esses grupos ao longo dos últimos treze anos, e os resultados têm mostrado diferenças importantes entre um simples regime e os hábitos mediterrâneos de alimentação.

Para além dos modismos, portanto, essa parece ser uma dieta baseada em evidências. Um estudo recente reuniu e analisou vinte e dois trabalhos científicos publicados sobre o tema. Além de os benefícios cardíacos terem sido comprovados, o que era o foco do grande estudo espanhol, outros achados foram significativos. As pessoas que se submeteram à dieta mediterrânea apresentaram menor declínio cognitivo com o tempo, ou seja, mantiveram as funções intelectuais preservadas por mais tempo, e também apresentaram menor índice de depressão, com riscos até 30% menores. Mesmo a adesão parcial à dieta parece trazer benefícios nessas áreas. Acidentes vasculares cerebrais e demências, principalmente Alzheimer, também foram reduzidos.

A ciência avança, claro, e as recomendações podem mudar. No entanto, os resultados até aqui parecem sólidos o suficiente para afirmar com segurança que há benefícios claros em comer como os gregos e os espanhóis.

Psaltopoulou, T., Sergentanis, T. N., Panagiotakos, D. B., Sergentanis, I. N,, Kosti, R., & Scarmeas, N. (2013). Mediterranean diet, stroke, cognitive impairment, and depression: A meta-analysis. *Annals of Neurology,* 74 (4), 580-591.

7
O *BULLYING* DE HOJE E OS PREJUÍZOS DE AMANHÃ

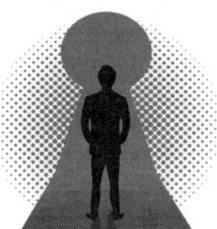

Eu lembro que na pré-escola havia um menino que aterrorizava todos os colegas de classe. Eu devia ter uns seis anos, e lembro do medo que todos tinham daquele que foi o primeiro valentão que conhecemos. Felizmente, ele não encrencou com ninguém em especial, e acho que depois de algumas semanas ele se acalmou, pois não tenho mais qualquer lembrança dele. Já na adolescência, por dois anos seguidos estudei com garotos com quem se deu o oposto – eles eram alvos preferenciais de zombaria dos colegas. No primeiro ano, entrei na "brincadeira" e cheguei a fazer piadas com um deles; mas, no seguinte, talvez por estar mais velho, percebi que aquilo era um pouco cruel e me abstive de provocar o rapaz. Sentia-me realmente mal por ele.

Poucos anos depois, um deles teve um surto, precisando ser internado. Até hoje não sei se o que ele sofreu na escola foi causa ou consequência de sua condição, mas estudos mostram que o *bullying* tem impactos reais e de longo prazo na vida das pessoas.

Uma pesquisa acompanhou por cinquenta anos praticamente todos os cidadãos do Reino Unido nascidos durante uma semana específica de 1958, totalizando 17.638 participantes. Apesar do termo *bullying* ter se tornado moda e, por isso, ter perdido um pouco sua força, naquela época os números já eram altos: 28% das crianças sofriam-no ocasionalmente, e 15%, frequentemente.

Essas pessoas foram reavaliadas ao longo da vida; com 23 e 50 anos foram feitas avaliações sobre sofrimento psicológico e, aos 45 anos, especificamente sobre doenças mentais. Agora, examinando a reunião de dados, os cientistas comprovaram que décadas depois as consequências ainda estavam presentes: não só as pessoas que sofreram *bullying* na infância apresentavam 50% mais sofrimento tanto aos 23 quanto aos 50 anos como aos 45 a incidência de depressão e "suicidalidade" (ideias, tentativas e comportamento suicidas) era duas vezes maior. Menor qualidade de vida, rede social mais precária, mais desemprego e dificuldades financeiras foram outros dos problemas encontrados.

Esses números eram semelhantes aos problemas trazidos por ser colocado num orfanato quando pequeno, apenas para se ter uma noção do impacto psicológico que pode ocorrer.

A turma que critica os excessos do politicamente correto alega que "sempre foi zoado na escola e nunca se matou por isso", queixando-se de que "agora tudo é *bullying*". Não é. *Bullying* não é uma brincadeira à toa, pela qual todos passam vez ou outra. É, antes, uma situação de cerco, extremamente angustiante para quem sofre, cujos resultados, vemos agora, vão muito além da infância. E o valentão (*bully*) que o pratica normalmente não é um psicopata-mirim, mas uma criança que também está em situação de vulnerabilidade psíquica, da mesma forma que as vítimas preferenciais.

Estar atento ao *bullying* e coibi-lo, portanto, é um dever moral. Por si só e por suas consequências.

Takizawa, R., Maughan, B., & Arseneault, L. (2014). Adult health outcomes of childhood bullying victimization: Evidence from a five-decade longitudinal British birth cohort. *The American Journal of Psychiatry, 171(7), 777-784.*

8

DIVERTIDAS LEMBRANÇAS – COMO O HUMOR MELHORA A MEMÓRIA

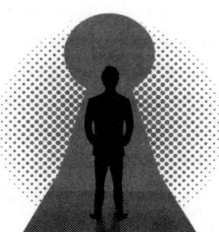

Há algum tempo, adotei um critério bastante rigoroso para avaliar a qualidade das minhas aulas: as risadas. Hoje ninguém mais pode se arrogar detentor de determinado conhecimento; as informações estão aí, disponíveis e acessíveis para quem quiser e, por isso, é muita inocência achar que eu tenha algo a dizer que as pessoas só obterão por meio de minha pessoa. O que procuro fazer é organizar parte dessa infinidade de informações, traduzindo-as em alguma forma de conhecimento, e transmiti-lo da maneira mais divertida possível. Sempre acho que a aula foi ruim quando as pessoas não riram, por mais conteúdo que tenha sido passado.

Descubro agora que aparentemente isso ajuda de fato as pessoas a se lembrarem do que aprenderam. Não apenas pelo componente afetivo que acompanha o riso – já que lembramos mais das coisas afetivamente significativas –, mas por uma ação fisiológica da risada. Em 2014, foi apresentado um trabalho no congresso *Experimental Biology* que tratava sobre a capacidade de aprendizado, memorização e reconhecimento visual de idosos. Esses elementos foram testados antes e depois de os indivíduos assistirem a um vídeo de humor. Dois grupos, um de idosos saudáveis e um de diabéticos, viram um vídeo de humor, e um grupo-controle não teve a mesma oportunidade de rir. Testes neuropsicológicos foram aplicados em dois momentos, e a *performance* de todos os grupos melhorou na segunda avaliação, mas entre os que viram o vídeo a melhora foi mais significativa em todos os parâmetros. Paralelamente, os níveis de cortisol salivar também foram medidos. Esse hormônio é liberado em nosso organismo em situações de estresse, inibindo a atividade do hipocampo. Como essa é uma região do cérebro fundamental na consolidação das memórias, o estresse dificulta a memorização. O nível de cortisol entre os idosos que riram apresentou pequena redução entre os saudáveis e uma grande redução entre os diabéticos, mas nenhuma mudança no grupo-controle, resultados que podem ajudar a explicar a melhora no aprendizado e na memória.

A pesquisa só avaliou a memorização de curto prazo, não apresentando ainda resultados num período de tempo mais longo: será que esse aprendizado turbinado pelo riso também perdura por mais tempo ou é só algo imediato? Se a redução do cortisol se mostrar consistente e importante, provavelmente os resultados serão duradouros.

Mesmo que não sejam, continuo apostando que uma aula divertida vale mais do que duas chatas.

Bains, G. S., Berk, L. S., Daher, N., Lohman, E., Schwab, E., Petrofsky, J., & Deshpande, P. Effectiveness of humor on short-term memory function and cortisol levels in age matched elderly and diabetic subjects vs. control group. *Experimental Biology*, 28(2), 16-24.

9

AS BEM-VINDAS MUDANÇAS

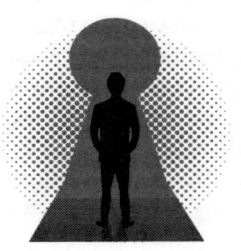

O ser humano é um poço de contradições. Quer coisas opostas ao mesmo tempo, ama e odeia pelos mesmos motivos, não quer ficar velho nem morrer jovem. E, intrigante, não gosta de mudanças, mas não tolera rotina. Como escreveu C. S. Lewis, o homem conjuga o "amor à mudança com seu amor ao permanente" e, por isso, gostamos da fusão das duas coisas – mudança e constância – "que chamamos ritmo", completa ele.

Por que não gostamos de mudar? Porque dá trabalho. Gasta energia. E aparentemente é um desperdício investir energia para desfazer um processo que o cérebro realizou justamente para economizá-la. Funciona assim: quando um comportamento – seja uma ação, um comportamento verbal ou mesmo mental – se prova eficaz, ele é marcado pelo cérebro, sobretudo por meio do neurotransmissor dopamina, como algo a ser repetido. Enquanto estamos aprendendo, várias áreas cerebrais ficam ativamente envolvidas, monitorando a ação, registrando os detalhes, refletindo sobre o que acontece. Conforme o comportamento é repetido, no entanto, ele vai se tornando automático, formando um pacote ou bloco único de ação. Estudando o cérebro de ratos, cientistas monitoraram a atividade das áreas motoras enquanto eles caminhavam por um labirinto e notaram que, durante a fase de aprendizado, tais regiões cerebrais se mantinham ativas durante todo o tempo. Quando o caminho se tornava um hábito, a atividade passava a se concentrar apenas no início e no fim do bloco, praticamente desaparecendo ao longo de sua execução. Extrapolando isso para toda a complexidade de nosso dia a dia, percebemos como desenvolver hábitos é uma tremenda economia, já que poupa muita atividade neuronal. Os cientistas também notaram nos ratinhos que reverter esse processo depende de um papel ativo do neocórtex, o que demanda esforço e – para bem ou para mal – acaba com aquela economia energética.

No entanto, ao mesmo tempo, por que não gostamos da rotina? Porque ela empobrece a vida. Esse desligamento do cérebro acaba nos roubando a oportunidade de desfrutar bons momentos de nossa história. No filme *Click*, por exemplo, o irregular Adam Sandler monta uma fábula que ilustra bem esse princípio: de posse de um controle remoto mágico, passa a "adiantar" os momentos tensos ou desagradáveis de sua vida, entrando num "fast forward" que o poupa de muitos dissabores. Num determinado momento, contudo, ele se dá conta de que há muito está vivendo no piloto automático que não viu o tempo passar, não partilhou dos momentos importantes da sua família, passando a vida literalmente desligado. É o que acontece com todos nós conforme a rotina se instala – já não notamos as coisas que nos cercam, entramos no modo automático sem perceber. Por isso, temos aquela famosa sensação de que o caminho de volta é sempre mais rápido que o de ida – como ele não é mais novidade, mais rapidamente nos desligamos dos detalhes e não notamos o tempo passar. Aliás, é por isso que parece que os dias passam cada vez mais rapidamente: quando somos crianças, absolutamente tudo é novo, chamando nossa atenção e requerendo esforço para compreensão. Na outra ponta, ao ficarmos velhos as novidades rareiam cada vez mais, e quase tudo é repetição, hábito, fazendo que os dias se sucedam sem notarmos; de repente, já é Natal de novo.

Qual é a solução? É o ritmo, como disse Lewis. Segundo ele, para satisfazer esse dilema dos seres humanos, Deus "Lhes dá as estações, cada uma diferente, mas a cada ano as mesmas, de tal forma que cada primavera seja sempre uma novidade e ao mesmo tempo a repetição de um tema imemorial". Não temos disposição ou capacidade suficiente para uma revolução por dia, mas é bom que mudemos regularmente. A novidade nos força a prestar atenção, sair do piloto automático e, assim, nos faz sentir vivos.

10

FAÇA UMA MULHER FELIZ: MANDE-A TRABALHAR (E LAVE VOCÊ A LOUÇA)

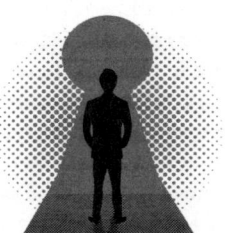

Você se sente mais feliz no trabalho ou em casa? A resposta depende: se você é mulher, provavelmente é mais feliz... no trabalho! Pois é. Acaba de ser publicado o resultado de um experimento que traz mais informações para enriquecer – e complicar – o debate sobre o até hoje mal equacionado balanço entre carreira e família que desafia a sociedade, em particular as mulheres.

No final da década de 1990, a socióloga Arlie Russell Hochschild publicou um livro apontando uma transformação social que borrava os limites entre trabalho e casa, com as pessoas dedicando progressivamente mais energia a seus empregos do que a seus familiares. E isso apesar de continuarem dizendo que a família era prioridade. Não era só o meio que empurrava nessa direção, mas os próprios indivíduos começavam a se sentir mais seguros, competentes e valorizados nas empresas do que nas suas casas.

Pois bem, cientistas norte-americanos convidaram 122 pessoas para medir, ao longo dos dias, seus níveis de felicidade e estresse não apenas de forma subjetiva, perguntando como eles estavam se sentindo, mas medindo as taxas de cortisol, um hormônio que sobe quando estamos biologicamente estressados. Os resultados foram que, a não ser em situações excepcionais, em que a pessoa é muito insatisfeita com o trabalho, por exemplo, de forma geral os níveis de cortisol foram consistentemente mais altos em casa (indicando mais estresse) do que no trabalho, tanto para homens como para mulheres. Essa diferença era ainda maior para quem não tinha filhos – de alguma maneira, apesar do trabalho extra, parece que as crianças aliviam um pouquinho essa resposta estressante do organismo. Mais surpreendente ainda, as mulheres se sentiam mais felizes do que os homens quando estavam trabalhando, enquanto eles ficavam mais felizes do que elas em casa. E, só para finalizar, apesar de as pessoas terem o cortisol mais baixo no trabalho do que em casa, tinham a sensação de menor estresse nos dias em que não iam trabalhar.

É. Complicado. Uma maneira de tentar conciliar essa miscelânea de resultados é levar em conta a velha tensão entre cuidar da casa e do trabalho, especialmente difícil para as mulheres, que entraram maciçamente no mercado de trabalho há poucas décadas. Os cientistas imaginam que o que estressa mesmo é conciliar as demandas de uma carreira com uma família – daí os dias em que isso não precisa acontecer, como os fins de semana, serem experimentados como menos tensos. E justamente por ser a carga da administração doméstica ainda prioritariamente feminina, são os homens que se sentem mais felizes em casa.

Resumindo – se pudéssemos ficar numa boa só em casa, talvez nos estressássemos menos. No entanto, precisamos trabalhar e ficamos sobrecarregados ao ter de conciliar atividades profissionais e domésticas. Historicamente, a humanidade evitou essa superposição mantendo os universos (e os gêneros) bem separados: o homem trabalhava fora, e a mulher, em casa. Com a maior atuação da mulher no mercado de trabalho, a forma óbvia de reequilibrar a equação é aumentar de maneira equivalente a atuação dos homens no cuidado da casa.

Demora, mas um dia a gente chega lá.

Damaske, S., Smyth, J. M., & Zawadzki, M. J. (2014). Has work replaced home as a haven? Re-examining Arlie Hochschild's Time Bind proposition with objective stress data. *Social Science & Medicine, 115*, 130-138.

11

ANOTAR À MÃO OU NO COMPUTADOR? TANTO FAZ PARA QUEM USA A CABEÇA

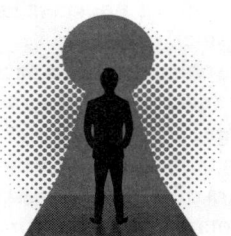

Recentemente fez sucesso a notícia de que, para o aprendizado, anotar a aula à mão é melhor do que no computador. Os brados de "eu sabia" se fizeram ouvir ao redor do mundo, claro que via internet e em mensagens escritas no computador. No entanto, como outros tantos casos, uma análise mais profunda do estudo que trouxe essas conclusões mostra que o problema não está na tecnologia em si, mas no uso que fazemos dela.

O objetivo da pesquisa era comparar o quanto os alunos aprendiam em aulas sobre temas diversos caso fizessem as anotações com o tradicional meio "papel e caneta" ou em um computador. Após assistir às palestras, os estudantes realizavam uma atividade para distrair e só depois respondiam à prova. Os cientistas fizeram dois tipos de perguntas: algumas sobre informações objetivas e fatos e outras sobre questões conceituais e ideias transmitidas. Não houve diferença na taxa de acerto sobre as perguntas factuais, mas, com relação aos conceitos, quem havia anotado à mão se saiu muito melhor do que aqueles utilizando *laptops*. Esse padrão também se manteve quando a prova foi aplicada uma semana depois, quando os alunos podiam consultar suas anotações.

No entanto, antes que se conclua que o problema é o computador, é bom saber o que raios as pessoas estavam escrevendo enquanto assistiam às aulas. As duas principais diferenças foram em número de palavras e em anotações literais: quem escreveu à mão utilizou menos palavras e quase metade de transcrições exatas das palavras dos palestrantes. E quando as análises foram feitas levando em conta essas características, a vantagem do caderno praticamente desapareceu (foi apenas marginalmente significativa). O que parece estar acontecendo é que, ao facilitar o processo de escrita, o teclado permite que as pessoas tornem a anotação um processo automático, colocando menos esforço mental na tarefa. O uso da caneta, mais custoso, leva os sujeitos a pensar mais no que estão fazendo. Por isso, quase não houve diferença entre quem usou computador de forma consciente e quem usou papel.

Por isso, insisto que o problema não está na tecnologia, mas em como a usamos. Existem relatos de que, quando a escrita se disseminou, as pessoas também reclamaram, porque a partir dali ninguém mais precisaria prestar atenção e fazer força para decorar nada, bastaria anotar. Aliás, esse seria um complemento bom para o estudo: se as pessoas soubessem que fariam prova e não pudessem anotar nada, será que não se sairiam ainda melhor nas questões conceituais?

A solução não é condenar os avanços tecnológicos – pois, assim como os *e-books* ou a lasanha de micro-ondas, eles vêm para ficar (ao menos até serem superados). Temos, isso sim, de aprender a utilizá-los não apenas de maneira eficiente (como anotar mais palavras por segundo de forma quase inconsciente), mas de maneira eficaz (como anotar mais rapidamente, mantendo a mente alerta para captar a mensagem).

Afinal, os avanços que marcaram a história da humanidade não se deram pelo abandono de novas tecnologias e a volta às anteriores. Também não basta desenvolver novas ferramentas. Nós só progredimos de fato quando incorporamos às novas tecnologias a essência atemporal do que nos faz humanos.

Mueller, P. A., & Oppenheimer, D. M. (2014). The pen is mightier than the keyboard: Advantages of longhand over laptop note taking. *Psychological Science, 25*(6), 1159-1168.

12
PEDIR E RECEBER PERDÃO

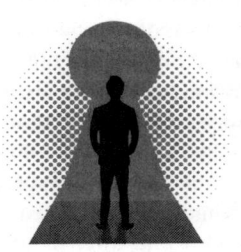

É difícil pedir desculpas? Talvez uma cena deletada do premiado seriado *Louie*, escrito, dirigido, interpretado e editado pelo brilhante comediante norte-americano Louis C. K. – o cara da comédia, atualmente – possa ajudar (http://www.dailymotion.com/video/x1evo1s). Ao ensinar a filha mais nova a se desculpar, mesmo que tenha sido "sem querer", a vinheta mostra bem a genialidade de C.K., que parece um maestro capaz de orquestrar nossas diversas emoções, choro, riso, raiva e até *Schadenfreude* – palavra que os alemães inventaram para descrever a satisfação que temos com as desgraças alheias – com harmonia e precisão.

Se soubéssemos o poder real do pedido de desculpas seríamos mais dispostos a utilizá-lo. Ano passado foi publicada uma pesquisa mostrando como desculpar-se interfere na decisão da pessoa ofendida. A taxa de perdão foi duas vezes e meia maior entre as pessoas que receberam uma mensagem com pedido de desculpas. Mas é interessante notar que elas demoraram mais para tomar sua decisão – exames de ressonância magnética mostraram que mais áreas do cérebro foram recrutadas pelas pessoas que decidiram perdoar, o que levou mais tempo. Quando alguém se desculpa, não pensamos mais apenas racionalmente para decidir se aquilo foi justo;

nesse momento, a empatia entra em cena, para decidir se o ato é perdoável. O rancor é automático, o perdão é sofisticado.

No entanto, se pedir perdão é eficaz, perdoar, então, é um mecanismo psicológico muito mais poderoso do que se imagina. Quando sentimos alguma injustiça – seja por sofrermos algo, sermos privados do que merecíamos, etc. – temos a tendência de buscar reparação. Como essa nem sempre é possível, cria-se uma sensação de ressentimento, raiva, amargura e desconforto associados à injustiça – o tal rancor automático. Esse estado, contudo, é bastante estressante e se torna prejudicial ao organismo como um todo. Perdoar é um processo – e não um momento – de redução gradual dessas emoções negativas. Existem outras formas de reduzir a sensação de injustiça – vingança, condenação judicial do ofensor, crença na reparação divina, justificação da conduta do outro –, mas elas não são eficazes como o perdão real. Quando de fato se perdoa, o estresse associado ao ressentimento diminui a ponto de suas consequências serem fisicamente notáveis – diversos estudos mostram redução da pressão arterial, da frequência cardíaca e da tensão muscular. Além do mais, quem perdoa experimenta maior relaxamento, mais bem-estar e sensação de controle.

A decisão racional de perdoar é diferente do perdão emocional, contudo. Ao decidir perdoar, a pessoa reduz a hostilidade, mas não necessariamente se livra das emoções negativas; o perdão emocional, aquele em que se abandona de fato o rancor, este sim está associado à redução do estresse e à restauração das emoções positivas.

Claro que nem sempre é fácil, e, mais do que isso, nem sempre desejamos perdoar – ficamos com aquela sensação de que, se o fizermos, estaremos saindo no prejuízo. Ok, você pode decidir guardar sua mágoa, mas o faça consciente de que, sem a menor sombra de dúvida, quem sofre com isso é você.

Strang, S., Utikal, V., Fischbacher, U., Weber, B., & Falk, A. (2014). Neural correlates of receiving an apology and active forgiveness: An FMRI study. *PloS One, 9*(2), e87654.

13

AS DEZ COMIDAS MAIS VICIANTES – E COMO FUGIR DO VÍCIO

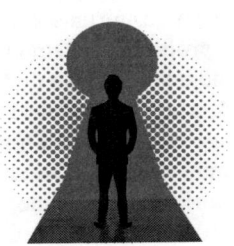

Sim, finalmente a ciência se deu conta de algo que todo mundo já sabia: comida vicia. O padrão que algumas pessoas desenvolvem no consumo de alimentos é muito parecido com aquele que vemos nos dependentes químicos: sabem que estão exagerando; tentam se controlar e não conseguem; irritam-se com as críticas alheias; mesmo tendo prejuízos à saúde, não são capazes de reduzir o consumo; o fracasso em se controlar leva à frustração, que aumenta o risco de exagero. Poderíamos estar falando tanto de cocaína como de chocolate; de tabaco ou de bolo.

Uma pesquisa publicada em 2015 tenta explicar quais comidas são mais viciantes e por quê. Então, sem mais delongas, eis os alimentos que foram classificados como os mais difíceis de resistir:

1 – *Pizza*
2 – Chocolate
3 – Salgadinhos
4 – Biscoitos
5 – Sorvete
6 – Batata frita
7 – *Cheeseburger*

8 – Refrigerante não *diet*
9 – Bolo
10 – Queijo

Lendo a lista, entendo por que tantas vezes tentei desafiar o *slogan* da Elma Chips, "é impossível comer um só", e falhei em todas elas. O que era vendido como um grande mérito, contudo, começa a ser visto como um problema, pois as características dos alimentos associadas a esse poder de minar nossas resistências são muito pouco saudáveis. Todos eles são altamente processados e ricos em gordura ou carboidratos refinados. Essas características levam esses produtos a terem um alto índice glicêmico, ou seja, aumentam muito rapidamente a taxa de açúcar no sangue. Embora isso promova uma onda de prazer no cérebro, já que açúcar é sua fonte de energia (e sempre foi escassa em nossa história evolucionária), hoje sabemos que os picos glicêmicos estão associados não apenas à obesidade, mas a um estado inflamatório no organismo, que é fator de risco para todas as doenças cardiovasculares, além de depressão e mesmo demência. Entretanto, assim como no caso das drogas, em que as que "batem" mais rapidamente têm maior potencial de abuso, também os alimentos que dão esses picos, justamente os com alto teor de gorduras e carboidratos refinados, parecem ser os grandes vilões do comer compulsivo.

Diante de tudo isso, talvez os tratamentos para obesidade, e mesmo as dietas em geral, precisem de uma mudança conceitual. Ninguém em sã consciência recomenda moderação para um cocainômano ou alcoolista – recomenda-se abstinência. O mesmo pode valer para esses alimentos tão viciantes. Além de fugir da tentação, exatamente como se deve fazer com substâncias viciantes (não ter essas comidas por perto; dificultar o acesso a elas), as estratégias de redução de danos também deveriam ser levadas em conta (se vai pedir uma *pizza*, que seja de atum ou com massa integral; já que vai comer chocolate de qualquer jeito, tenha apenas quantidades pequenas por perto).

Finalmente, vale a pena ter um grande estoque de bananas, maçãs, cenouras e pepinos sempre à mão. São fáceis de comer na hora da fome, saudáveis e – talvez não espante – os menos viciantes de todos.

Schulte, E., Avena, N., & Gearhardt, A. (2015). Which foods may be addictive? The roles of processing, fat content, and glycemic load. *PLoS One, 10*(2),e0117959.

14

ENTRE A PREGUIÇA E A ANSIEDADE

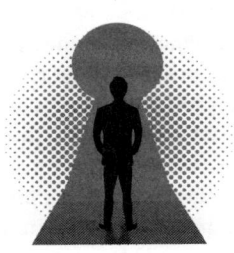

Você se lembra dessa piada que rodou pelas redes sociais há algum tempo? "Se um homem diz que vai consertar alguma coisa em casa, ele vai! Não precisa ficar lembrando a cada seis meses." Acho que é uma das mais precisas e divertidas traduções do conceito de procrastinação: adiar a realização de tarefas necessárias indefinidamente ou até que elas sejam inadiáveis.

Muita gente confunde procrastinação com preguiça, mas, embora sejam semelhantes, elas não são sinônimos. A falta de motivação suficiente para se engajar numa atividade, geralmente chamada de preguiça, explica por que deixamos algumas coisas para depois, mas não explica tudo. Há tarefas que adiamos por medo – acreditamos, conscientemente ou não, que somos incapazes de dar conta e, por isso, pospomos o quanto podemos. Ainda na esfera inconsciente, podemos simplesmente não querer ajudar as pessoas que precisam daquele trabalho e as punimos com uma espera de Penélope. Ou, ainda, a questão nos aflige tanto – como pagar contas e ver que o dinheiro está curto – que simplesmente fugimos. De qualquer forma, a procrastinação nos incomoda e, enquanto não nos livramos da carga mental do trabalho inconcluso, uma sombra persegue nossas consciências.

É aí que surge a precrastinação. O termo foi cunhado em 2014, quando psicólogos se depararam com um comportamento que não esperavam durante um experimento. Eles pesquisavam se voluntários prefeririam carregar um balde pesado por uma distância curta ou um balde leve por um trecho longo. Nos testes prévios, contudo, com baldes de mesmo peso, num corredor em que havia um balde perto da largada e outro da chegada, as pessoas tendiam a pegar o primeiro, mais perto delas, mesmo que isso correspondesse a um esforço extra. Normalmente elas explicavam que queriam se livrar logo do teste e tinham a sensação de que pegar o primeiro balde ajudava a tirar da mente o dever. A partir daí surgiu o conceito de precrastinação, que corresponde a antecipar a realização de tarefas desnecessariamente, o que pode levar a estratégias menos eficientes. A ansiedade seria sua principal causa, o que a colocaria no polo oposto ao da desmotivação, fazendo precrastinação e procrastinação serem antônimos.

De fato, aparentemente são fenômenos opostos: o precrastinador não deixa para amanhã o que pode fazer hoje, enquanto o procrastinador não deixa para amanhã o que pode fazer depois de amanhã. No entanto, quando nos voltamos para a vida real, vemos que, sim, é comum nos preocuparmos antecipadamente com coisas distantes, e não raramente nos envolvemos em tarefas que poderiam ser adiadas. No entanto, em geral são obrigações menores que colocamos na frente do que realmente precisamos fazer: vamos checar e responder àqueles *e-mails* antes de preparar o texto que foi encomendado, arrumamos a mesa e as gavetas antes de começar o trabalho efetivo do dia, passamos horas organizando todos os livros antes de nos lançarmos à realização da pesquisa e assim por diante. No fundo, a precrastinação é só uma maneira de continuarmos adiando o que não queremos fazer, mas fugindo do desconforto ao nos convencermos de que estamos trabalhando.

Uma das maneiras de se livrar dos dois problemas é fazer listas e cronogramas. Não é hábito em nossa cultura, ao contrário dos norte-americanos, por exemplo, mas é fato que visualizar as obrigações e seus prazos ajuda na organização e na escolha de estratégias mais eficientes. Outra é tentar entender melhor o que está acontecendo. Por que está tão difícil começar aquele trabalho? Estou inseguro? Com raiva do chefe? Ou simplesmente não acredito em sua relevância? Trazer à consciência as razões subjacentes é um passo fundamental para mudar o comportamento. Por fim, é possível criar sinais de alerta pessoais. Eu, por exemplo, toda vez que resolvo checar se não tem nada importante perdido na minha caixa de *spam*, sei que estou enrolando para fazer algo. E, nessa época de Facebook, WhatsApp e afins, nada mais fácil do que encontrar uma maneira de enganar o cérebro para que ele pense que está ocupado.

E você, qual estratégia usa para fingir para si mesmo que está trabalhando quando está, no fundo, fugindo do trabalho?

Rosenbaum, D., Gong, L., & Potts, C. (2014). Pre-crastination: Hastening subgoal completion at the expense of extra physical effort. *Psychological Science, 25*(7), 1487-1496.

15

"ACALME-SE!" – O DIFÍCIL E NECESSÁRIO EXERCÍCIO DE CONTROLAR AS EMOÇÕES

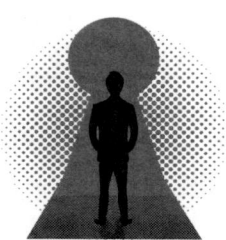

Você com certeza já ouviu, ou falou, a famosa frase: "Não manda eu me acalmar!". No calor de uma discussão, a pior coisa que pode ser feita é pedir para algumas pessoas se acalmarem. Isso acontece por dois motivos: é difícil mesmo controlar as emoções. Elas ocorrem automaticamente e alteram o funcionamento do corpo inteiro antes mesmo de termos consciência do que está acontecendo. Além disso, dependendo de como é dita, a ordem para se acalmar pode ser interpretada como um ato hostil, o que só faz a raiva aumentar. No entanto, antes que alguém mande você ficar calmo novamente, é bom entender a importância de controlar as emoções – principalmente as negativas.

Já é um fato muito bem estabelecido que as pessoas que são mais nervosas, agressivas e irritadas (a chamada personalidade tipo A), bem como aquelas com mais tendência a emoções negativas, como tristeza e ansiedade, têm risco aumentado para infartos, hipertensão, alergias e menor expectativa de vida. Só por isso já valia a pena tentar se controlar. Só que tem mais: todo mundo sabe também que hostilidade gera hostilidade, violência gera violência e assim por diante. Então, quem responde agressivamente ao ambiente contribui para que seu entorno seja agressivo, criando um círculo vicioso.

Como nossas reações são instintivas e automáticas, não é possível evitá-las, mas existem algumas maneiras de lidar com elas. Uma vez que tomamos conhecimento do que estamos sentindo, podemos usar a distração: a velha estratégia de contar até dez é uma que desvia o foco da situação e reduz a intensidade emocional. É a mais fácil de adotar em situações intensas, mas tem efeito de curta duração. Outra forma é não demonstrar a raiva, a tristeza ou o que for: reduzir a expressão das emoções engana o cérebro e também diminui o sentimento – o problema é que pode ser bem difícil de se segurar em determinadas ocasiões. No meio do caminho entre ter a emoção e expressá-la, existe uma etapa de avaliação da situação: depois que uma estrutura bem primitiva do nosso cérebro, chamada amígdala, identifica um estímulo qualquer, ela analisa seu conteúdo e prepara o corpo para reagir. Embora em grande parte isso se dê de forma inconsciente, a amígdala também manda informações para o córtex pré-frontal, região do cérebro responsável por tarefas mais sofisticadas, como autocontrole. Tomamos então consciência do que estamos sentindo, e abre-se uma janela para fazermos uma reavaliação cognitiva do contexto. Essa é a forma mais estudada de controle emocional e uma das que apresenta melhor relação custo-benefício.

Uma metanálise de 48 estudos de neuroimagem sobre a reavaliação cognitiva comprovou que, quando as pessoas identificam a situação que lhes gerou uma emoção negativa e tornam-se conscientes dos pensamentos que estão alimentando essas emoções, podem ser capazes de ativamente gerar pensamentos alternativos, reinterpretando a situação com outro ponto de vista, menos carregado. Quando fazemos isso, o estudo mostrou, regiões do córtex (pré-frontal e também temporal) atuam ativamente sobre as amígdalas cerebrais, modulando sua resposta. Reduzindo a raiva, por exemplo. O melhor é que essa estratégia vale para qualquer emoção. Se estamos muito tristes com algo, se nos percebemos exageradamente ansiosos, etc., podemos parar para pensar qual é a situação que estamos enfrentando e, após identificar quais os pensamentos que têm girado em nossa mente, forçar-nos a reavaliar a situação, com pensamentos alternativos.

Sim, nem sempre é fácil. E, claro, não se trata de uma panaceia para todos os problemas emocionais. Mas vale a pena tentar, pois, como disse

Vinícius de Moraes, a não ser que você queira compor um samba, "É melhor ser alegre que ser triste".

Buhle, J., Silvers, J., Wager, T., Lopez, R., Onyemekwu, C., Kober, H., ... Ochsner, K. (2013). Cognitive reappraisal of emotion: A meta-analysis of human neuroimaging studies. *Cerebral Cortex, 24*(11), 2981-2990.

16
ESCOLHA BEM NO QUE VOCÊ ACREDITA – O PODER DAS CRENÇAS PARA O BEM E PARA O MAL

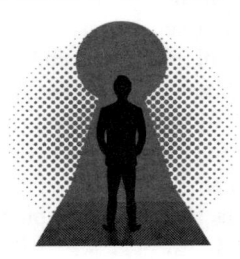

Muitas profecias têm a irritante mania de não se cumprir, mas, se você quiser aumentar a chance de que se cumpram, experimente acreditar nelas. Em 1948, o sociólogo norte-americano Robert K. Merton publicou um artigo tão famoso que seu título se tornou uma expressão popular – *Self-Fulfilling Prophecy*, algo como "profecia autorrealizável". O conceito é simples: quando acreditamos piamente que determinado evento ocorrerá, passamos a nos comportar como se ele fosse mesmo acontecer. Com isso, sendo ou não a profecia "verdadeira", nossas atitudes criam condições para que a previsão dê certo. No entanto, isso serve tanto para o bem como para o mal.

Para bem não faltam exemplos interessantes. Existe o chamado efeito Pigmaleão, no qual, quanto mais se espera das pessoas, melhor *performance* elas apresentam. O nome faz referência à mitologia grega: Pigmaleão esculpiu uma estátua da mulher ideal, apaixonando-se então por sua obra. A deusa Afrodite, compadecida do homem – que jamais encontraria uma humana tão perfeita como a estátua –, concedeu vida a ela. O efeito já foi demonstrado em escolas e empresas e relaciona-se à postura que assumimos diante das pessoas, demandando o melhor delas quando esperamos que possam alcançar altos padrões.

Há também o famoso efeito placebo. Nele, mesmo medicações falsas, feitas de farinha, muitas vezes funcionam apenas porque médico e paciente acreditam que funcionará. Os mecanismos psicológicos e fisiológicos por trás dessa aparente mágica não são totalmente conhecidos, mas possivelmente passam tanto por redução de substâncias associadas ao estresse em nosso organismo como por mecanismos de condicionamento clássico. Ele é tão eficaz que funciona até mesmo quando o paciente sabe que está tomando placebo, como revelaram pesquisas sobre enxaqueca e intestino irritável.

O espelho desse fenômeno, contudo, é o menos conhecido efeito nocebo. Nesse caso, as expectativas de que efeitos colaterais negativos ocorram levam o paciente a se sentir mal mesmo tomando pílulas inócuas. A ansiedade antecipatória diante da possibilidade – ou certeza – de que algo de ruim vá acontecer desencadeia a reação de estresse que, às vezes, é bastante desgastante para o organismo. Aliada ao poder da autossugestão, efeitos negativos dos mais diversos podem ocorrer. Não se trata, contudo, de mera imaginação – as alterações físicas do estresse agudo são mais do que bem documentadas. E aqui já entramos no terreno das profecias autorrealizáveis para o mal.

Há outro curioso exemplo – também vindo da literatura – desses efeitos negativos de nossas crenças. No livro *O cão dos Baskervilles*, o médico e escritor Sir Arthur Conan Doyle colocou seu detetive, Sherlock Holmes, diante de um assassinato por sugestão. O assassino aproveitou-se da lenda de que um cachorro fantasma aterrorizava a população local para matar o Sr. Baskerville, literalmente, de susto. Não se trata de exagero: as alterações fisiológicas provocadas pelo estresse agudo são capazes de alterar a pressão arterial, a pulsação e até a atividade elétrica do músculo cardíaco, a ponto de pôr a vida em risco.

Tanto é assim que os médicos descreveram o apavorante efeito Baskerville, a profecia autorrealizável mais fatídica que conheço. Para japoneses e chineses, o dia 4 de cada mês é considerado de má sorte, porque a pronúncia de "quatro" e "morte" é bastante parecida em japonês, cantonês e mandarim. Estudando as taxas de mortalidade de sino-americanos e nipo-americanos, cientistas descobriram que as mortes por causas cardíacas – e apenas por elas – são mais elevadas no quarto dia de cada mês entre essa população do que entre os norte-americanos em geral. Entre 1973 e 1998, as mortes por causas cardíacas foram 7% maiores entre os orientais nos dias 4 do que em outros dias. Considerando a população previamente cardiopata, os números chegaram a ser 27% maiores.

Para o bem e para o mal, o que acreditamos pode de fato determinar o que irá acontecer conosco. Se for possível, portanto, escolha bem antes de acreditar em alguma coisa.

Phillips, D., Liu, G., Kwok, K., Jarvinen, J., Zhang, W., & Abramson, I. (2001). The hound of the Baskervilles effect: Natural experiment on the influence of psychological stress on timing of death *BMJ, 323*(7327), 1443-1446.

17

MEU MUNDO CAIU – COMO RECONSTRUIR MUNDOS CAÍDOS

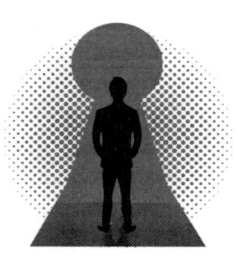

Recentemente fui convidado para dar uma palestra com o sugestivo título *Meu mundo caiu – reconstruindo mundos caídos*. O desafio é enorme, porque, como diz a famosa abertura do romance Anna Karenina, de Tolstói, "Todas as famílias felizes são iguais. As famílias infelizes são infelizes cada uma à sua maneira". De fato, quando estamos bem, contentes, remando por águas tranquilas, nem paramos para pensar em nada – aceitamos os momentos de felicidade como naturais e não questionamos suas razões. "Quando a gente está contente nem pensa que está contente [...] A gente quer é nem pensar, a gente quer é viver", como bem apontou Gilberto Gil na canção *Barato total*. No entanto, quando as coisas vão mal, paramos para pensar no que deu errado. Por que o mundo caiu? E aí as variações são imensas. Poderíamos parafrasear Tolstói dizendo que os mundos erguidos são parecidos, mas, quando caem, cada um cai de um jeito diferente.

Assim, em vez de fazer uma lista enorme de adversidades possíveis e como enfrentá-las – o que seria trabalhoso e inútil, já que no fim das contas sempre haveria problemas deixados de fora – pensei em dois pontos que são comuns a todas as tragédias: a desilusão e as emoções negativas.

Temos a sensação de que nosso mundo caiu quando as bases sobre as quais estruturávamos nossa vida são abaladas. Um relacionamento que termina, o emprego que se vai, a saúde que fraqueja, a morte que aparece: algo que era fundamental para a organização prática – e psicológica – da vida desaparece. Não se trata apenas de perder algo que gostávamos. Não. Os mundos caem quando perdemos algo de que achávamos depender. Nesse momento nos damos conta de que vivíamos numa ilusão. A ilusão da imortalidade, da estabilidade, da saúde, do outro – para viver em paz, esquecemos que todo relacionamento termina, que toda saúde um dia acaba, que tudo é transitório. Claro: se só pensássemos nisso a vida se tornaria um fardo insuportável, mas, quanto mais fortemente negamos essa realidade, quanto mais idealizamos a vida, maior é a desilusão diante dos problemas.

A primeira linha de enfrentamento das adversidades, portanto, é perder a inocência. Lembrar que nada pode dar sempre certo, mas que tudo sempre pode dar errado. A sensação de que estamos no controle é ilusória, ainda que seja uma ilusão necessária para vivermos a vida. Mas atenção: esse não é um apelo para que fiquemos o tempo todo pensando no que pode dar errado, focando no lado negativo e alimentando o pessimismo. Nem uma apologia do cinismo. Tudo bem continuar esperando o melhor da vida. No entanto, é bom ter ciência de que as coisas podem desandar, às vezes de uma hora para outra. Com as expectativas ajustadas, a desilusão com as pessoas, com as instituições, com a vida, enfim, pode ser menor.

A segunda coisa que podemos fazer é prestar atenção às nossas emoções quando lidamos com os problemas inesperados. Existe uma teoria muito interessante que diz que as coisas não têm o poder de nos fazer tristes, alegres, ansiosos ou raivosos. São os nossos próprios pensamentos, ao avaliar as situações, que alimentam os afetos, sejam positivos ou negativos. E existem formas melhores e piores de gerenciar nossas reações emocionais.

18

CONTROLANDO AS EMOÇÕES NEGATIVAS (MEU MUNDO CAIU, PARTE 2)

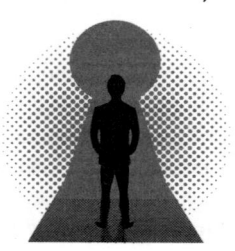

Esta é a segunda parte do artigo sobre alguns caminhos que podemos percorrer quando nosso mundo desaba. Uma das formas, como vimos, é não nutrir ilusões a respeito da vida. Agora falemos do manejo das emoções negativas.

Simplificando bastante: seu chefe malcriado não tem o poder de entrar no seu cérebro e virar alguma chave lá dentro, deflagrando raiva, tristeza ou medo. Seus pensamentos em relação a ele é que fazem isso. Mais ou menos como disse Sartre: "Não importa o que fizeram com você. O que importa é o que você faz com aquilo que fizeram com você". Para a teoria cognitiva, a sequência de eventos que levam às emoções pode ser descrita assim: ocorre uma situação, ela mobiliza nossa atenção, nós fazemos uma avaliação do ocorrido e, por fim, temos a expressão emocional. E, em cada uma dessas fases, podemos agir para controlar as emoções.

Como estamos falando de adversidades, partamos do princípio de que o pior já aconteceu, não dá mais para mudar a situação. O segundo passo então é agir sobre a atenção. Aqui o que gera emoções negativas são a ruminação e a preocupação. Na ruminação, a nossa mente insiste em lembrar as coisas ruins, mesmo contra nossa vontade – quando nos damos conta, lá estamos nós remoendo os pensamentos negativos. Já quando nos preocupamos estamos focados apenas nas consequências ruins que podem acontecer, sofrendo por antecipação. A melhor maneira de enfrentar ambas as situações é com distração: se encontramos algo que capte nossa atenção com mais intensidade (atividades, entretenimentos, conversas), conseguimos impedir ruminações e preocupações, reduzindo o risco de alimentarmos emoções negativas.

Na sequência, vem a reavaliação, sem dúvida a habilidade mais importante nesse contexto. Quando algo acontece, avaliamos seus significados de forma automática e inconsciente. É comum que tais avaliações sejam negativas diante de situações adversas – eu sou incompetente mesmo, ninguém se importa comigo, nunca vou vencer e assim por diante. No momento em que nos esforçamos conscientemente para reinterpretar os significados do que ocorreu, pensando em explicações alternativas, colocando a situação num contexto mais amplo, podemos combater essas avaliações, reduzindo a carga negativa que inicialmente atribuímos a ela. Outra forma de fazer isso é com o distanciamento: observar a situação de longe, adotando a perspectiva de uma terceira pessoa, pode ajudar a ver mais claramente e encontrar saídas. Um exercício que às vezes recomendo a meus pacientes é fingir que a situação está acontecendo com um amigo e escrever uma carta para ele oferecendo a opinião de quem está de fora. Não é raro nos darmos conta de que, apesar de ser ruim, não é o fim do mundo, de verdade.

Finalmente, podemos não demonstrar as emoções, controlando ativamente sua expressão. Os resultados dos estudos variam, mas, de forma geral, quando adotamos posturas e expressões faciais negativas, tendemos a nos sentir pior. Quando – independentemente de como estamos nos sentindo – assumimos atitudes positivas, podemos melhorar nosso estado de espírito.

Claro que não é uma fórmula mágica: quando o problema é real e sério, não tem exercício mental que o faça ir embora. Essas habilidades não são para resolver os problemas. São para ajudar pessoas, não situações. Porque, quando o mundo cai, podemos cair junto com ele ou podemos tentar ficar em pé e reerguê-lo. Ou mesmo criar um mundo novo, ainda melhor.

19
RIR DA PRÓPRIA DESGRAÇA

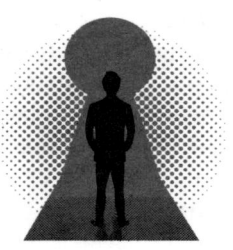

Nos textos anteriores, conversamos sobre técnicas para lidar com as adversidades – principalmente baixar expectativas e manejar reações emocionais. Uma das mais sofisticadas e eficazes maneiras de manejo das emoções negativas, a reavaliação cognitiva, voltou a me chamar a atenção num estudo sobre humor publicado em 2015.

Sabemos que o riso é uma forma de lidar com ambiguidades que geram tensão, sobretudo quando são situações inesperadas. O riso de nervoso é um efeito colateral desse mecanismo, e fenômenos sociais como as piadas que se proliferam após mortes de figuras públicas ou tragédias nacionais testificam o mesmo fenômeno. Também faz parte do senso comum dizer que o brasileiro adora rir da própria desgraça e que o humor nacional seria vitaminado pela riqueza de adversidades a que somos submetidos como nação, num paralelo histórico que explicaria a existência do famoso humor judaico. Desconheço estudos formais sobre essas possibilidades, mas o estudo do papel do humor na reavaliação cognitiva pode estar ligado a isso.

Pesquisadores alemães resolveram testar se o humor poderia mesmo atenuar a carga negativa de determinados estímulos ou se rir seria apenas uma forma de distrair a mente, tentando ignorar a fonte de desconforto.

Para tanto, apresentaram a voluntários imagens de carga emocional negativa, como uma serpente pronta para dar o bote, uma criança ferida, tragédias naturais, etc. Para metade dos voluntários, havia uma legenda explicando a foto de forma seca, para outra metade havia uma legenda brincando com a imagem – sob a serpente, por exemplo, lia-se "Quando acabam os ovos no supermercado, Henrieta fica muito brava". A análise dos dados mostrou que as pessoas apresentadas aos estímulos desagradáveis acompanhados de uma piada – mesmo sem graça – avaliavam-nos como menos negativos, sendo significativamente menos afetados pelo aspecto emocional.

No entanto, não se tratava de mera distração: testando se os voluntários posteriormente se recordavam de quais imagens tinham visto, os cientistas constataram que a memória dos que leram as legendas bem-humoradas era ainda melhor do que a dos outros.

Faz sentido: na reavaliação cognitiva, tentamos nos colocar distantes do problema, olhando-o por outros pontos de vista e buscando interpretações alternativas. O humor faz exatamente isso – inverte perspectivas, surpreende com ideias inesperadas – e, nesse processo, ajuda efetivamente a repensar significados – mesmo os negativos. Rir da própria tragédia, portanto, pode ser uma forma de lidar com o problema sem deixar de pensar sobre ele. Um dos exemplos mais intensos que me vêm à mente é o da comediante norte-americana Tig Notaro, retratada no documentário da Netflix "Tig". Depois de uma grave infecção intestinal que quase a matou, Tig perdeu a mãe subitamente; como se não bastasse, logo na sequência ela descobriu que estava com câncer de mama e tinha um *show* de *stand-up* para fazer nos dias seguintes. A humorista resolveu então usar sua tragédia pessoal como material para a apresentação, fazendo piadas agridoces sobre sua dramática biografia recente. O *show* foi um sucesso estrondoso, alçando-a ao estrelato e fazendo com que ela conseguisse se reerguer de forma surpreendente.

A maioria de nós não tem o talento de Tig para fazer comédia com as adversidades, e os problemas que enfrentamos não são simples fotos com comentários jocosos. Entretanto, quando quisermos – ou precisarmos – repensar algo que estamos enfrentando, rir pode ser o melhor remédio.

Kugler, L., & Kuhbandner, C. (2015). That's not funny! – But it should be: Effects of humorous emotion regulation on emotional experience and memory. *Frontiers in Psychology, 6, 1296.*

20

O MEDO, ANTES DA MORTE E DEPOIS DO AMOR

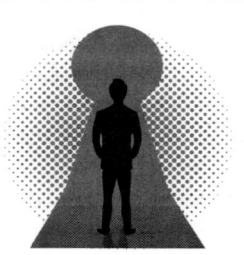

O medo é uma indústria muito poderosa. O medo da violência movimenta o mercado da segurança; o temor das doenças alimenta uma indústria bastante diversificada em produtos, que vão de limpeza a alimentação; isso para não falar em compras por medo de ficar de fora, de perder a oportunidade, de ser socialmente excluído. O *marketing* e a publicidade descobriram muito antes das neurociências que as emoções têm um papel enorme em nossas tomadas de decisão. Com o tempo, essas áreas foram aprendendo a refinar o alvo, manipulando as emoções cada vez mais básicas – e, portanto, intensas e difíceis de controlar – para estimular o consumo.

Há quem acredite que, apesar de vivermos em tempos cada vez menos ameaçadores, as pessoas estão cada vez mais temerosas. Quanto mais seguros estamos, mais as coisas podem parecer perigosas. "Tudo é ousado para quem a nada se atreve", como alertara Fernando Pessoa. E dá-lhe produtos para garantir a proteção.

Não conheço dados estatísticos que confirmem ou neguem essa hipótese, mas me parece bem plausível – e coerente com o que observo ao meu redor. Gente com mais e mais medo, de mais e mais coisas, muitas vezes sem justificativa a não ser um viés de memória. Penso se essa insegurança toda não estaria contagiando outras áreas da vida. O medo de crescer, por exemplo, é um fenômeno tão disseminado que já deu origem a uma geração inteira batizada de *kidults*, ou "criançadultos": sujeitos que se recusam a deixar a infância para trás (o que, aliás, é um excelente negócio para fabricantes de produtos infantis para gente grande; não é à toa que publicitários norte-americanos criaram o termo "peterpandemônio" para se referir a essa epidemia conveniente para eles). Seria um efeito colateral de uma sociedade que tudo teme?

Fora o cada vez mais aparente medo do amor. O número de solteiros cresce no mundo todo, inclusive no Brasil, à medida que as pessoas optam por não se envolverem formalmente. Nada contra a pessoa não querer casar – se vínhamos casando contra a vontade, impelidos por uma conformação social excessiva, viva a liberdade de fazer o que queremos. No entanto, não seria outro sintoma do excesso de medo? Já há quem fale em filofobia, ou o pavor de se envolver emocionalmente. Todo mundo conhece alguém nessa situação: aquele amigo ou amiga que diz acreditar no amor, mas foge diante da menor possibilidade de um envolvimento mais sério. Mesmo que tenha encontrado alguém compatível e bacana, aparentemente sem razão não deixa o relacionamento ir para a frente. Medo?

Talvez haja outras explicações sociológicas ou até econômicas, mas acho que a insegurança conta muito. No livro *Mortais*, de Atul Gawande, sobre a mortalidade, o autor afirma que as pessoas não têm medo da morte, mas do que vem logo antes dela: o risco de sentir dor, a possibilidade de sofrimento, a sensação de perda de controle. Ora, não é o mesmo que acontece no amor? Mas, nesse caso, esses riscos surgem logo depois dele. E estamos todos muito avessos a riscos.

O risco é acabarmos tendo medo de tudo, nos fechando para qualquer tipo de experiência existencial. Chegaríamos à segurança absoluta para uma vida absolutamente sem sentido. O que aconteceria com uma sociedade cuja existência fosse tão vazia de significado? Tenho medo de pensar na resposta.

21
"HEI DE VENCER. HEI DE VENCER. HEI DE VENCER" – COMO O MANTRA DA AUTOAJUDA PODE TE DERROTAR

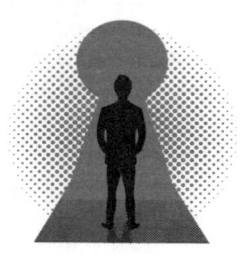

Uma das técnicas mais ensinadas por gurus da autoajuda diz que, para alcançar um objetivo, temos de visualizar nosso sucesso. Se conseguirmos nos ver no alto do pódio ou na cadeira de chefe, tirando uma nota 10 que seja, essas metas são alcançadas, já que o cérebro se convence do seu sucesso de antemão. Uma versão sofisticada do velho mantra "Hei de vencer". Muito interessante. Pena que não funciona.

Quando pesquisadores resolveram testar a ideia, perceberam que tais técnicas não eram apenas inúteis, eram prejudiciais. Estudantes que "visualizavam" boas notas acreditavam mesmo que iriam bem nas provas e, por isso mesmo, deixavam de estudar. Resultado? Bomba! Pessoas em dieta que se imaginavam resistindo bravamente aos alimentos calóricos caíam mais nas tentações do que aquelas que eram instruídas a lembrar que a carne é fraca.

No entanto, nem tudo está perdido. Existem, sim, técnicas motivacionais que podem nos levar a melhorar nossa *performance*. O segredo é o foco. Vale recitar mantra ou tentar a visualização, mas, em vez de se voltar para o resultado final, é importante pensar no processo. Um estudo *on-line* com mais de 40 mil participantes testou diferentes abordagens. O desafio era um jogo de atenção e velocidade, no qual as pessoas tinham de clicar nos números de 1 a 36, embaralhados numa matriz de 6x6, na sequência correta. Para aumentar a pressão, o jogo era contra um oponente (na verdade, um *software*, mas os voluntários não sabiam disso). Diversas intervenções foram testadas, mas as que melhoraram o desempenho dos jogadores foram as que os instruíam a visualizar (ou recitar para si mesmos) não o resultado, mas os processos ou os desfechos (termo que denota consequência, desenlace, mais do que resultado). A instrução com foco no processo era: "Quero que você se veja jogando, sabendo que dessa vez pode reagir mais rapidamente". Note que a ênfase está na velocidade de reação, e não no seu resultado. Já para o desfecho era: "Quero que você se veja jogando e se imagine batendo o escore anterior". Novamente, não basta se ver "vencendo", mas melhorando em relação ao esforço anterior.

Dizem que tudo o que a gente pode pensar já foi descoberto na Grécia Antiga. Bom, se é verdade que ter certeza da vitória nos leva a colocar menos esforço na tarefa (aumentando as chances de derrota) e se está provado que o foco tem de ser no processo e não no resultado, então mil anos atrás Esopo já havia ensinado essa lição. Nem todos irão concordar comigo, mas essa parece ser uma moral possível de se tirar da fábula sobre a lebre e a tartaruga, na qual a ligeira lebre perde uma corrida para a lerda tartaruga. Acreditando na vitória fácil, ela cai no sono, enquanto a tartaruga vence por manter o foco no esforço. As lições da fábula variam muito, desde "Quanto maior a pressa, pior a velocidade" até "O sucesso depende de usar os talentos, não apenas de tê-los". Mas nós bem poderíamos acrescentar:

"Quem acredita que a vitória é certa certamente acaba derrotado".

Lane, A. M., Totterdell, P., MacDonald, I., Devonport, T. J., Friesen, A. P, Beedie, C. J., ..., Nevill A. (2016). Brief online training enhances competitive performance: Findings of the BBC Lab UK psychological skills intervention study. Frontiers in Psychology, 7, 413.

22
MORTE E RESSURREIÇÃO DA HOMEOPATIA

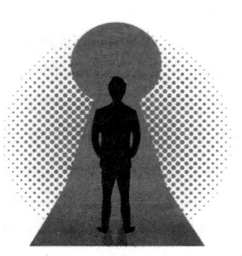

Eu estava no pré-primário, devia ter uns seis ou sete anos, quando descobri que a homeopatia envolvia uma espécie de fé. Estava lá tomando uma pílula de amido de um frasquinho que carregava comigo quando um amigo perguntou o que era. "Remédio", disse eu, "de homeopatia". "Ah, você acredita?", perguntou ele para o meu espanto. "Ué, não tem o que acreditar, é remédio." Não lembro como terminou aquela inocente conversa, mas sem saber resumíamos ali, no pátio da Fundação Bradesco, os elementos de um dos grandes debates nas ciências da saúde.

Mais de trinta anos depois, ainda estamos tentando estabelecer um diálogo entre os defensores e os detratores da medicina alternativa mais praticada no mundo. De um lado, a comunidade científica, de maneira praticamente unânime, condenando a prática como empulhação. Antes que se diga ser um *lobby* das indústrias farmacêuticas, é bom lembrar que não são apenas os cientistas sérios na área da saúde que têm essa postura. As bases da homeopatia ferem tantos princípios do funcionamento do mundo natural que físicos, químicos, biólogos, biomédicos e tantos outros profissionais também são veementes em sua condenação.

Do outro lado, sustentando a prática por mais de dois séculos, não estão os homeopatas. Sim, eles defendem que uma substância que causa determinado sintoma também é capaz de combatê-lo, desde que diluída quase infinitamente. A água (pura) que resulta da diluição traria uma espécie de memória, tendo efeitos terapêuticos. No entanto, não são eles que mantêm a prática viva – ninguém com o mínimo de raciocínio crítico engole essa balela. A homeopatia resiste diante do desmascaramento contínuo da ciência por força dos seus usuários – simplesmente porque as pessoas usam e veem resultados. Se quiser fazer um experimento sociológico, sentindo o que é ser execrado publicamente, critique a homeopatia numa festa infantil. Aposto que, em meio às ofensas pessoais e ataques à sua família, você ouvirá coisas como "Curei a sinusite da Júlia com homeopatia", "O Pedro nunca mais teve alergia" e assim por diante.

Assim o diálogo trava. Cientistas insistindo que a homeopatia não é diferente do placebo; pacientes batendo na tecla de que funciona.

É por isso que a decisão da comissão federal de comércio dos Estados Unidos, de proibir a venda dos medicamentos homeopáticos como tratamentos com eficácia comprovada, tem pouco impacto prático. Os frascos agora terão de avisar que "não existem evidências científicas sustentando os efeitos alegados" e que "as afirmações da homeopatia são baseadas apenas em teorias do século XVIII que não são aceitas pela medicina moderna". E daí? As pessoas já sabem disso, mas usam mesmo assim, porque quando "acreditam", como disse meu amiguinho lá nos anos 1980, obtêm resultados.

A diluição infinitesimal e a memória da água são histórias da carochinha? Sem dúvida. Os resultados não passam de efeito placebo? Com certeza. Mas o sucesso popular da homeopatia mostra que, em determinadas situações, dizer que algo tem efeito "igual a placebo" é menos uma crítica ao tratamento do que um elogio ao placebo.

23

TRANSFORME O ESTRESSE EM ALIADO: PEÇA MAIS TRABALHO (MAS COM MAIS LIBERDADE)

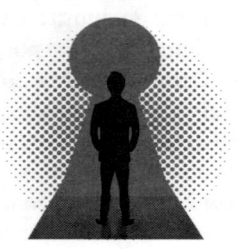

Nossa sociedade pode ser muito injusta às vezes. Heróis ou vilões são definidos não por quem são, mas pela fama que ganham. Um dos maiores injustiçados que eu conheço, indevidamente chamado de vilão e até mesmo assassino, quando a única coisa que quer é fazer seu trabalho, é o famigerado estresse. Tudo é culpa do estresse: ele é que nos deixa doentes, ataca nossa memória, nos faz engordar, nos leva a matar e a morrer. Não quero agir como advogado de defesa, negando todos os seus crimes – totalmente bondoso ninguém é, afinal. Mas talvez ele não seja o monstro que fomos levados a acreditar.

Embora o estresse intenso ou contínuo de fato possa nos fazer mal, aumentando o risco para praticamente qualquer doença, quando ocorre de forma episódica ele ajuda na concentração, na produtividade, na memória e na *performance* em geral. Em alguns aspectos, ele é até prazeroso, pois a descarga de adrenalina que o acompanha, que ocorre num contexto protegido ou favorável, é seguida de uma sensação de bem-estar. A prática de esportes (radicais ou não), as montanhas-russas e os filmes de terror estão aí para comprovar.

Agora um grande estudo acaba de provar que o estresse pode não apenas deixar de ser vilão, como ainda se tornar herói. Analisando dados de pouco mais de 2 mil homens ao longo de sete anos, cientistas norte-americanos verificaram o quanto de estresse eles passaram ao longo do tempo em seus empregos. Verificaram também o quanto de autonomia os trabalhos proporcionavam, o grau de liberdade dos empregados. Notaram que, em funções com pouca autonomia, a presença de muitas metas, prazos e sobrecarga aumentava o risco de morte em 15,4%. Por sua vez, em trabalhos nos quais os empregados gozavam de mais flexibilidade para decisões, a presença dos mesmos fatores de estresse estava associada a uma redução no risco de morte – significativos 34%.

Faz sentido. Afinal, a falta de autonomia é um fator por si só de desgaste muito grande. E o mais interessante é que pequenas mudanças, como flexibilizar um pouco os horários, permitindo algum grau de escolha por parte do trabalhador, já é suficiente para dar a sensação de autonomia. Políticas de combate ao estresse ocupacional precisam ser realistas. Não é factível querer que as empresas reduzam a carga de trabalho ou aliviem as metas. No entanto, deixar que o funcionário decida qual objetivo a atingir primeiro, a ordem das tarefas ou mesmo o horário de almoço já pode ser suficiente para um alívio. Nesse cenário, aliás, um pouco de estresse é até bom para a saúde, como mostrou a pesquisa.

Para fazer do estresse um aliado, portanto, diga para seu chefe que você quer mais trabalho – e peça em troca um pouco mais de liberdade. Todo mundo pode sair ganhando.

Gonzalez-Mulé, E., & Cockburn, B. (2016). Worked to death: The relationships of job demands and job control with mortality. *Personnel Psychology*.

24

QUERENDO OU NÃO, TODO MUNDO ACREDITA EM ALGUMA COISA

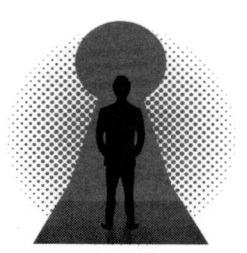

Esta história é muito boa: o mágico e escapista Harry Houdini queria convencer o amigo Sir Arthur Conan Doyle a não acreditar que algo era sobrenatural simplesmente por não ter explicação. Para tanto, mostrou a ele uma pequena lousa, pendurada no meio de um quarto (sem nada por perto) e pediu que ele andasse para longe da casa e escrevesse qualquer coisa num papel, guardando-o no bolso. Quando ele retornou, Houdini pediu que colocasse uma bolinha de cortiça embebida em tinta branca sobre a lousa flutuante. Para seu espanto, a bola ficou grudada na superfície e começou lentamente a rolar, deixando um rastro de tinta com o qual reproduziu exatamente as palavras que Doyle havia escrito. Houdini queria mostrar que fenômenos misteriosos podiam ser produzidos por truques, mas o escritor ficou tão impressionado que se recusou a acreditar ser uma ilusão. Para ele, Houdini era médium e não admitia. Tornavam-se assim ex-amigos.

Lembrei da história da famosa briga entre eles ao assistir ao documentário *An Honest Liar*. O mentiroso honesto do título é James Randi, um mágico e escapista famoso no século XX que hoje dedica sua vida a desmascarar charlatães de todas as estirpes. Sua Fundação Educacional oferece o prêmio de 1 milhão de dólares para quem conseguir comprovar poderes psíquicos ou paranormais, mas até hoje ninguém pôs a mão no dinheiro. Inspirado por Harry Houdini – e considerado por alguns um artista ainda mais completo –, Randi seguiu seus passos também na batalha contra aqueles que clamam ter poderes sobrenaturais. Houdini, como vimos, acreditava que os ditos poderes paranormais eram nada mais do que truques de mágica, daí a querela pública com Conan Doyle, entusiasta de primeira hora do espiritualismo.

O que aconteceu com Houdini acontece também com James Randi – ele reproduz em suas apresentações exatamente as mesmas coisas que os paranormais: entorta colheres, lê mentes, move objetos, garantindo que está fazendo truques simples de ilusionismo. No entanto, não raras vezes a plateia se recusa a lhe dar crédito e, por vezes, diz que ele mesmo tem poderes psíquicos que não quer admitir. Como diz outro mágico entrevistado, Jamy Swiss: "As pessoas pensam que acreditam no que escolhem acreditar. Mas não. Elas acreditam no que precisam acreditar".

De fato, todos acreditamos em algo. Seja em Deus, nos médiuns, em nossos sentidos, em nossa mente ou num *mix* de tudo isso, não é possível desligar a credibilidade humana. O mais cético dos céticos, como James Randi, também tem sua fé: ele acredita no método científico, pois esse tem pelo menos a possibilidade de corrigir a si mesmo (embora nem sempre o faça). Mas vemos como a coisa é mais complicada do que isso quando até os cientistas contratados para investigar tais poderes são enganados por Randi e dois comparsas – os pesquisadores ficam tão impressionados com o que veem que, inadvertidamente, deixam-se levar pela habilidade dos rapazes e abandonam o rigor do método científico.

Em sua famosa palestra no TED, Randi – que toma um frasco inteiro de calmantes homeopáticos para mostrar que homeopatia não funciona – diz que encontra muitas pessoas arruinadas, emocional e financeiramente, por terem investido todos os seus recursos, pessoais e materiais, em charlatães. Lembrei da cartomante presa em Curitiba após receber 380 mil reais de uma mãe desesperada, do casal australiano cuja bebê morreu após o pai insistir em tratá-la só com homeopatia e dos pais que em 2015 foram presos em Santa Catarina depois de a filha recém-nascida morrer de desnutrição por ser alimentada com um "tratamento alternativo".

Talvez as pessoas acreditem mesmo no que precisam acreditar. Que seja. No entanto, num mundo em que charlatães fazem dessa crença motivo de lucro à custa do prejuízo dos crédulos, precisamos de mais

Randis e Houdinis, dispostos a apanhar na batalha por um pouco mais de educação científica.

EXPLICAÇÃO DO TRUQUE

No texto "Querendo ou não, todo mundo acredita em alguma coisa", cito o episódio em que Harry Houdini faz um truque para convencer Arthur Conan Doyle a não acreditar em tudo o que vê.

No truque, uma lousa ficava pendurada por fios e Doyle tinha de escrever qualquer coisa num papel, longe do local. Na volta, uma pequena esfera de cortiça embebida em tinta branca magicamente deslizava pela lousa, reproduzindo as palavras do papel.

O equipamento foi comprado por Houdini de um mágico aposentado, seu amigo Max Berol. A lousa não tinha qualquer preparação especial – o truque estava nas esferas de cortiça. Inicialmente, quatro esferas eram apresentadas a um voluntário da plateia (ou a Doyle, no caso) – e qualquer uma delas podia ser aberta com uma faca, examinada, etc. Então, outra era colocada na tinta. Após escrever sua frase e voltar com o papel no bolso, o voluntário tinha de retirar a bola da tinta com uma colher e colocá-la sobre a lousa. Enquanto se distraía na tarefa, o mágico ou um assistente retirava o papel de seu bolso e o trocava por outro dobrado, em branco. A bolinha já havia sido trocada por outra com o interior de metal e era, então, manipulada por um imã, a distância.

Ao final, o mágico pedia o papel com as palavras escritas. O sujeito impressionado entregava-o ainda dobrado, e o ilusionista habilmente outra vez o trocava pelo papel original.

25
NÃO PONHA PARA FORA A SUA RAIVA

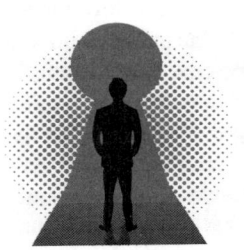

Em poucos segundos, serei capaz de ler seus pensamentos. Imagine um sujeito que não dormiu direito à noite, acordou mais cedo para ir ao trabalho e mesmo assim pegou um trânsito intenso, foi cobrado pelo chefe o dia inteiro, levou mais de duas horas para voltar para casa à noite e descobriu que o vizinho parou na frente da sua garagem, impedindo-o de estacionar. Nessa hora, a raiva faz seu rosto ficar vermelho, a pressão subir e a cabeça latejar. Se você pudesse oferecer um conselho para ele, o que diria? Como ele poderia se livrar dessa raiva e desse estresse? Aposto que você pensou em algo como "extravasar", "pôr para fora", talvez socar um travesseiro ou um saco de boxe ou, mesmo, praticar alguma luta para não deixar a pressão "acumular". Acertei?

Essa história remete à Grécia Antiga e ao conceito de catarse, proposto por Aristóteles e mais tarde incorporado à teoria freudiana. De acordo com essa ideia, liberar sentimentos ruins seria uma forma de não permitir que eles se acumulassem dentro de nós, trazendo prejuízos. A metáfora dos humores, na Antiguidade, e posteriormente a dos mecanismos a vapor, na Era Industrial, eram perfeitas para ilustrar que acúmulos precisavam ser libertados.

Pena que não funciona.

Dezenas de estudos já mostraram que, nas mais diversas situações, gritar, bater, xingar ou extravasar de qualquer forma não alivia a raiva e ainda por cima pode aumentar a agressividade. "Mas eu já fiz isso, e a raiva passou", você está pensando agora, certo? Só que a raiva passa de qualquer jeito. Como ela é uma emoção secundária à reação transitória que experimentamos diante de uma situação estressante (que julgamos injusta), quando a adrenalina baixa, o que sempre acontece em alguns minutos, a raiva diminui, e somos levados a crer que foi por causa da "catarse". Mas não foi: ao dar murros numa almofada ou gritos a esmo, estamos mantendo o corpo em estado de tensão, prolongando a reação de luta ou fuga que caracteriza o estresse, o que pode aumentar a angústia e a agressividade. Não fazer absolutamente nada é melhor do que tentar algum processo catártico, usando o bom e velho contar até dez.

Isso não quer dizer que devemos fingir que não ficamos com raiva ou "engolir os sapos". Reconhecer o estresse e sua fonte, mas tentar lidar com eles sem explosões, é uma forma de encontrar o meio termo assertivo entre a passividade e a agressividade. A sabedoria aristotélica, que propunha o caminho do meio, não estava tão longe da verdade afinal.

Bushman, B. J. (2002). Does venting anger feed or extinguish the flame? Catharsis, rumination, distraction, anger, and aggressive responding *Pers Soc Psychol Bull, 28*(6), 724-731.

26

PSICOPATA É VOCÊ!

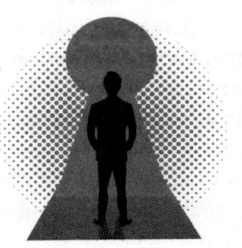

Depois dos *best-sellers Seu chefe é um psicopata*, *Seu amigo é um psicopata* e do campeão de vendas *Seu ex-marido é um psicopata*, chegou a hora de falar a verdade: psicopatas somos todos. Ou podemos nos comportar como um.

Nos últimos dias, temos visto vários sinais de como as pessoas comuns podem agir com desprezo pelos outros, ao menos no mundo virtual. Como é que pessoas tranquilas, que não fazem mal a ninguém no mundo real, entram nessas escaladas de agressividade nas redes sociais, cometendo até mesmo crimes que não fariam em outras situações?

Você já deve ter visto alguém limpando o nariz dentro do carro, tranquilamente tirando "caquinhas" até de repente dar de cara com outra pessoa. Esse momento de constrangimento, que leva o sujeito a inutilmente tentar disfarçar a nojeira, acontece porque o olhar do outro é um potente freio para nossos comportamentos menos louváveis.

Eis o grande problema do mundo virtual: a falta do olhar alheio. Nosso cérebro está adaptado para interagir face a face com os outros. Nesse tipo de conversa, recebemos uma série de informações em tempo real, se estamos agradando, se a pessoa está brava, triste ou feliz e, assim, ajustamos o conteúdo e também a forma do nosso discurso de forma automática e inconsciente. Isso não apenas porque queremos agradar, mas também porque ver o sofrimento do outro nos incomoda, refreando certos impulsos. Quando não temos esses freios sociais, funcionamos – em parte – como os verdadeiros psicopatas. Essas pessoas têm dificuldade para reconhecer adequadamente as emoções negativas nas expressões faciais e, por carecerem de empatia, são incapazes de sofrer quando veem alguém sofrendo. Ora, nas redes sociais somos todos assim: não vemos as expressões de nossos interlocutores, tanto pela invisibilidade como pela assincronia do diálogo. Sem esse *feedback*, não sofremos com a dor alheia, já que não a testemunhamos diretamente.

Creio que essa é a grande razão para tantas pessoas assumirem atitudes antissociais diante de uma tela e um teclado, até mais do que o anonimato. Este, junto com a suposta impossibilidade de ser pego, pode até levar algumas pessoas a agir com maldade, mas, sobretudo, as predispostas a isso. É como o escritor H. G. Wells ilustrou em *O homem invisível*. No livro, um cientista se torna criminoso após adquirir invisibilidade, mas sua personalidade já era fria e algo desumana – ser invisível somente o liberou para fazer o que gostaria. O anonimato permite que o sujeito que quer ser ruim o seja, mas não é ele que vira a cabeça dos bons cidadãos.

Claro que a maioria das pessoas não sofre uma transformação no mundo virtual. No entanto, não se pode ignorar que essa nova forma de interação humana, na qual o exercício da empatia fica prejudicado, está associada a mais atitudes de desprezo pelos outros. Como acredito na capacidade de adaptação humana, acho que a solução virá com o tempo. Só não sei quanto.

27

OS PELADOS E SUAS RAZÕES

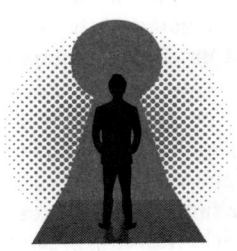

Há alguns anos, a cidade de Porto Alegre (RS) passou por uma fase em que várias pessoas saíram correndo nuas pelas ruas. A primeira foi uma mulher, detida por estar correndo nua num parque da cidade. Na sequência, mais três casos foram flagrados, no que parecia configurar uma tendência. Das quatro pessoas, duas mulheres foram abordadas e levadas – adivinhe para onde? – ao *psiquiatra*. Ambas teriam problemas, segundo informações de familiares e amigos, o que explicaria o comportamento.

Tenho dúvidas se a mera presença de problemas explica o fenômeno como um todo. A psiquiatria (bem-feita), como qualquer ramo da medicina (bem-feita) se esforça para *diferenciar o que é ou não doença*. No caso da pressão alta, para ficar num exemplo clínico, uma vez detectada a média dos valores de pressão arterial da população – 120 x 80 milímetros de mercúrio, o famoso "doze por oito" – descobrem-se quais as taxas que trazem mais risco de complicações para o organismo e, *voila*, definimos uma doença: "hipertensão arterial". Vá tentar fazer isso no caso da psiquiatria: estabelecer o comportamento médio, descobrir quando os desvios dessa média se tornam prejudiciais e, então, determinar o que é doença. Parece bem mais complicado. E é.

Veja o caso da *nudez pública*. É um comportamento normal? Não. Trata-se de um desvio da norma, de uma exceção – uma anormalidade. Então é uma doença? Não necessariamente. Além dos transtornos mentais, pelo menos outros dois motivos para tirar a roupa em público me vêm à mente: a *excentricidade* e o *protesto*.

Começando pelo último: a atitude de se expor sem roupas gera uma subversão da ordem social esperada. Isso pode ser tão chocante que, assim como destruição de propriedade ou greve de fome, é utilizado como um meio para atrair a atenção para uma causa ou frisar um ponto. Diz a lenda que São Francisco de Assis teria arrancado e lançado as roupas aos pés de seu pai, simbolizando a renúncia a todo bem material que dele recebera, iniciando nu a caminhada em direção à pobreza. Quem ousaria dizê-lo louco? Essa nudez funciona por ser extrema, anormal, mas o *ato é deliberado* e tem um objetivo externo, político ou social.

Na excentricidade, a nudez é quase um estilo de vida, como no caso dos naturistas, que defendem um retorno do contato pleno da humanidade com a natureza. Para eles, as roupas são uma artificialidade que nos afasta desse contato, e, por isso, adotam o nudismo. Esse comportamento não tem qualquer conotação sexual ou finalidade política. Simplesmente se sentem bem assim e buscam outros com quem compartilham tal sentimento. É excêntrico, porque está fora dos padrões comuns, mas é uma atitude também *voluntária* e, se não tem objetivo externo, apresenta no mínimo clara motivação interna.

Por fim, nos casos de doença mental, a nudez *não é uma decisão livre*, voluntária e deliberada. As causas são variadas, da agitação à hipersexualização, de sintomas psicóticos à desorganização do pensamento. Até mesmo crises de histeria, como na cena do filme *Dr. T e as mulheres*, do diretor *cult* Robert Altman, em que a atriz Farrah Fawcett entra nua na fonte de um *shopping center* (não por acaso, em frente a uma loja Godiva). O ponto em comum é que, nesses quadros, despir-se não cumpre qualquer propósito nem tem uma motivação interna racional. E seria só nessas poucas ocasiões que a psiquiatria teria um papel a desempenhar. Não acho que seja essa a regra em Porto Alegre – a coisa está assumindo ares de modismo. Mas ainda assim causa algum estranhamento: normalmente, as formas de nudismo não ligadas à doença mental são práticas em grupo. Quando um sujeito sozinho sai pelado na rua (como tem ocorrido), a sensação de anormalidade aumenta, empurrando nossa desconfiança para o lado dos transtornos mentais.

Não bastar ser *estranho* para ser doença. A diferença essencial entre essas três modalidades de nudez não é o grau de esquisitice, mas o tipo de motivação: a nudez de protesto busca um *objetivo externo*, a excêntrica tem *motivação interna*, e a patológica *carece de sentido*. Antes de chamarmos os gaúchos de loucos, vale a pena investigar o sentido que esse comportamento pode ter para cada um.

28
CESÁREA NO BRASIL, SARAMPO NA DISNEY

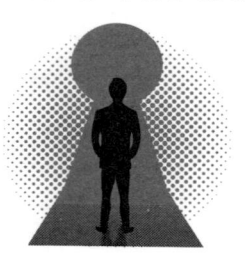

Você sabia que houve uma epidemia de sarampo na Disneylândia (Califórnia) há alguns anos? E que crianças têm morrido dessa doença, que pode ser prevenida, na Europa? Por causa de pais *ideologicamente* contra a vacinação (moda no estado norte-americano), um número suficiente de pessoas ficou desprotegida contra o vírus, levando à epidemia. Por falar em ideologia, você já reparou como a discussão sobre *cesáreas* versus *parto normal* é coalhada de convicções absolutas, transformando qualquer *tentativa de diálogo* numa "batalha sangrenta"? Pois eu acho que essas duas coisas estão relacionadas.

Antes, uma historinha: conta-se que, no interior do País, certa vez houve uma epidemia que matou tanta gente a ponto de os cadáveres se misturarem com os doentes pelas ruas. Um médico foi chamado e pediu a dois sujeitos simplórios que o ajudassem a separar vivos e mortos. Ele passava pela rua examinando as pessoas: se gritava "vivo", a dupla jogava o sujeito numa carroça, para levá-lo ao hospital; se dizia "morto", o corpo ia para uma vala. Até que, em determinado momento, ele atestou "morto", mas o sujeito gemeu com voz fraca: "Não! Eu estou vivo...". Entretanto, os rapazes, jogando o pobre na vala, responderam: "Que que é isso? Tá querendo saber mais que o doutor?".

Nem precisa dizer que essa é uma piada muito antiga, remanescente de uma época em que a figura de *autoridade* do médico era tamanha que poucos ousavam contrariar sua palavra. O destino das pessoas parecia repousar em suas mãos e, mais do que isso, os rumos da sociedade eram em grande parte determinados por essa classe. Detentores de um conhecimento quase secreto, a decisão do médico era soberana, cabendo aos pacientes acatá-la ou ficar temerariamente à própria sorte.

Tal arranjo se manteve desde as origens místicas da medicina até os anos 1970 e 1980, quando as reflexões *bioéticas* passaram a dar cada vez mais importância à *autonomia*. Em oposição ao paternalismo, a autonomia dá peso à decisão do paciente quanto ao que é melhor para si mesmo. O médico pode saber as melhores maneiras de reduzir a dor ou de aumentar a chance de sobrevivência, mas quem sabe se é bom estar vivo ou sem dor não é ele, e sim o próprio paciente. Embora positivo, esse movimento trouxe um primeiro abalo à imagem sagrada dos profissionais. Pedestal não costuma ter escada de descida: quando há uma idealização muito grande de alguém, qualquer lasca estraga o cristal por inteiro. A aura do médico começava a desbotar. Ainda assim, como o conhecimento técnico permanecia hermético, parecia que um novo equilíbrio havia sido atingido. Até que a revolução do *acesso à informação* desestabilizou novamente a situação neste século.

Se antes os doutores, como verdadeiros iniciados, eram os donos exclusivos do saber, a partir de agora praticamente todo o conhecimento do mundo está *disponível* para qualquer um. Foi o que bastou: as pessoas já não sabiam o que era melhor para elas? Pois então, agora não faltava nada, os médicos se tornaram quase dispensáveis. Se parece exagero, vale lembrar que um levantamento de 2008 mostrou que 71% das pessoas nos Estados Unidos buscavam informações na internet sobre condições clínicas, e quase 40% já *haviam duvidado do diagnóstico* recebido por ter lido algo diferente na rede. Claro que há outros fatores, tanto sociais como individuais, envolvidos na recusa de pais em vacinarem seus filhos – além da pura estupidez – e também na obstinada cruzada antiobstétrica que alguns empreendem. No entanto, creio que esse movimento de desconstrução progressiva da autoridade médica contribuiu bastante para que se chegasse a tais extremos de negação das evidências científicas.

Mas eu sou um otimista. Se esse movimento histórico for verdadeiro, talvez a sociedade esteja atravessando a puberdade na relação com a autoridade da medicina. O adolescente se torna um rebelde quando percebe ser capaz de *escolher seus valores*, não precisando adotar o que lhe foi imposto pelos pais. Revolta-se, negando tudo o que aprendeu; mais tarde, no entanto, termina por adotar aqueles mesmos valores, simplesmente com a sensação de que foi uma *escolha* própria. Claro, pois a negação de toda autoridade não se sustenta – quer individualmente, quer em sociedade: recentemente uma maternidade em Goiânia respeitou a autonomia dos pais, que insistiram no parto normal quando a equipe recomendava cesárea. O bebê morreu, e a justiça *condenou o hospital* a indenizar o casal em 50 mil reais mais uma pensão por 65 anos. Autonomia *ma non troppo*. Existe abuso no número de cesáreas? *Sim*. Mas abusar do parto normal não ajuda muito.

Claro que a autoridade absoluta do médico não é saudável, mas negá-la a ponto de colocar crianças em risco, como no caso do movimento antivacina ou anticesárea *a qualquer custo*, não é o caminho. Espero que, quando passar essa rebeldia, a sociedade volte a acatar os argumentos científicos da medicina baseada em evidências. Mas, dessa vez, só porque ela quer.

29

A BRIGA ENTRE AS LUTAS – MMA E PÓS-MODERNISMO

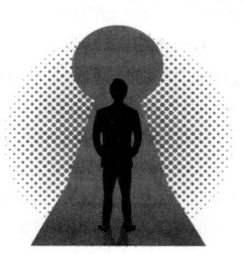

Os anos 2000 viram a ascensão de uma modalidade esportiva até então quase desconhecida, o vale-tudo. Na verdade, vale-tudo é – paradoxalmente – o nome antigo de um esporte novo, o *Mixed Martial Arts* (artes marciais mistas), ou MMA para os iniciados. Eu, particularmente, não gosto, mas seu crescimento exponencial merece algumas reflexões.

Desde os primórdios da civilização, nós humanos desenvolvemos meios ritualizados de expressar a agressividade inerente aos seres vivos. Encontrar maneiras de extravasar a violência sem nos matarmos deve ser até mesmo um pré-requisito para nos tornarmos civilizados. Não por acaso a luta é o esporte mais antigo da humanidade: colocar normas (criando um esporte) nos embates físicos deve ter sido uma das primeiras coisas que fizemos ao construir as sociedades. A partir de então, da luta na Antiguidade Clássica, passando pelos gladiadores romanos, pelas justas (combates de cavalaria) na Idade Média, até chegar ao boxe moderno, em cada período, um jeito de bater e apanhar com regras conheceu a glória. A pós-modernidade nos trouxe o MMA.

Embora controverso e sujeito a múltiplas definições, o termo "pós-modernidade" foi consagrado no meio acadêmico e popularizado como justamente uma espécie de "vale-tudo" do pensamento. Para o filósofo

Jean-François Lyotard, do ponto de vista acadêmico a pós-modernidade surge com o fracasso das grandes teorias que se propunham a explicar o mundo – seja o marxismo, a psicanálise, o feminismo ou qualquer outra, fracasso esse que traz a sensação de não ser possível chegar a uma verdade. Daí surge a ideia de que há várias verdades possíveis, e as ideologias passam a ser adotadas aos pedaços, conforme a escolha individual. No plano estético, o pós-modernismo também é caracterizado pela mistura, pela apropriação de elementos do passado de forma acrítica. Segundo Fredric Jameson, ao contrário da paródia – que faz uma crítica histórica – trata-se de um pastiche, uma "canibalização aleatória de todos os estilos do passado, o jogo aleatório de alusões estilísticas", que não mantém uma coesão com a história, nem para criticá-la nem para atualizá-la.

O MMA é assim. Como bem diagnosticou o colega Wilson Baldini Jr., no MMA o sujeito "é faixa-preta quarto dan de jiu-jitsu, sexto dan de taekwondo, sétimo de karatê, terceiro de judô... Caramba! Precisa de cinco vidas para somar tanta experiência". Obviamente isso só é possível se não se domina plenamente uma técnica, mas apenas alguns golpes de uma e de outra. Como no caso das ideologias, pode-se montar um estilo aprendendo artes marciais aos pedaços. No entanto, essa apropriação superficial, desconectada da modalidade original, leva justamente ao pastiche, com grande prejuízo para a beleza da luta: enquanto o boxe é conhecido como "nobre arte" por requerer muita técnica e pouca briga, os próprios lutadores de MMA dizem que o trabalho deles é brigar.

A esta altura do livro já deu para perceber que não sou um saudosista revoltado. O MMA faz sucesso por refletir uma cosmovisão atual. Não adianta lamentar-se e dizer que o boxe era mais nobre ou as justas, mais elegantes. Ele também vai passar. Se tem uma coisa que a história ensina é que mais importante (e produtivo) do que lutar pelas coisas que mudaram é lutar contra aquelas que ainda precisam mudar.

30
QUEM APANHA EM DIA DE JOGO?

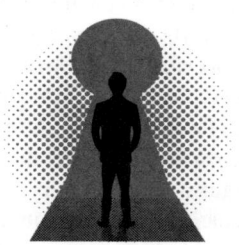

Sempre achei divertido ver meus amigos levando futebol a sério quando era moleque. Sendo um rematado perna de pau, nas desafortunadas vezes em que jogava bola eu invariavelmente ouvia xingamentos pela minha *performance*. Como em outras áreas de incompetência pessoal, encontrei na ironia uma eficiente maneira de lidar com aquelas partidas e passei a achar engraçada a importância que algumas pessoas davam ao jogo. Com o tempo, no entanto, fui percebendo que aquela seriedade podia ser exagerada, chegando a se tornar perigosa, descambando não raras vezes para discussões e mesmo brigas. Para minha felicidade e segurança, nessa época eu já não precisava entrar em campo.

Essa associação entre violência e futebol pode contaminar não apenas os torcedores nos estádios, sobretudo quando reunidos em torcidas organizadas, mas também os distantes telespectadores, com perdão do pleonasmo. Diversos efeitos no comportamento e na própria fisiologia dos fãs vêm sendo estudados nos últimos anos, em diversos esportes. Com relação ao futebol, e mais especificamente à Copa do Mundo, chama a atenção um tema tão inusitado como importante: violência doméstica.

Em 2013, pesquisadores do Reino Unido publicaram um estudo sobre a frequência de violência doméstica relatada à polícia durante as Copas de 2002, 2006 e 2010, comparando-a com os dados dos anos anteriores. Os resultados são algo perturbador: nos dias em que a Inglaterra jogou, houve aumento de violência doméstica em todas as Copas analisadas. Pior do que isso, se o time ganhava, o aumento era de 26%, mas, quando a Inglaterra perdia, o aumento era de 38%. Esse efeito durou pelo menos 24 horas, pois, no dia seguinte, independentemente do resultado do jogo, ainda se registrava um aumento de 11% nas ocorrências.

Provavelmente não é coincidência um fato identificado em outro estudo com torcedores na Copa de 2010: durante a final entre Espanha e Holanda, cinquenta espanhóis tiveram seus níveis de cortisol e testosterona monitorados. Associado ao estresse, o cortisol aumentou de forma diretamente proporcional ao fanatismo dos torcedores. A testosterona também subiu, mas isso foi interpretado pelos cientistas como coerente com a chamada "hipótese do desafio", segundo a qual esse hormônio sobe em situações em que o *status* social do sujeito – e as consequentes oportunidades reprodutivas – é desafiado. Tal elevação tornaria os indivíduos mais propensos à agressividade para defender seu *status*.

A violência é um fenômeno complexo, com diversas variáveis envolvidas em sua origem, não podendo ser reduzida a uma relação causal direta com um fator isolado. Corretamente interpretados, esses estudos não pretendem apontar a causa final do intricado problema da violência doméstica, mas apontam para um fator de risco real que não pode ser ignorado.

Kirby, S., Francis, B., & O'Flaherty, R. (2013). Can the FIFA World Cup Football (Soccer) tournament be associated with an increase in domestic abuse? *Journal of Research in Crime and Delinquency, 51(3)*, 259-276.

van der Meij, L., Almela, M., Hidalgo, V., Villada, C., Ijzerman, H., van Lange, P. A., & Salvador, A. (2012). Testosterone and cortisol release among Spanish soccer fans watching the 2010 World Cup final. *PloS One, 7(4)*.

31
NÃO A CHAME DE GORDA
(NEM CAÇOE DA BARRIGA DELE)

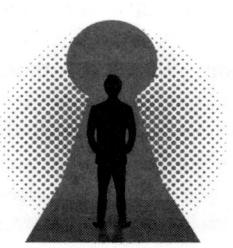

"Esse vestido faz meu traseiro parecer grande?", pergunta a esposa de Abraham Lincoln ao seu marido num comercial da seguradora americana GEICO. Conhecido por sua honestidade, ele hesita por vários segundos até fazer o sinal de "um pouquinho" com os dedos, dizendo "Talvez...", para a fúria da mulher. Dura forma de aprender que não é mesmo muito bom falar para a sua esposa que ela está acima do peso.

Em primeiro lugar: você por acaso acha que ela já não sabe? Mulher pensa que está gorda até quando está ótima, seria impossível ela estar acima do peso e não saber disso. E mais: como você queria que ela reagisse? "Obrigada por me avisar, meu amor. Eu achava que isso aqui era gostosura, ainda bem que você me abriu os olhos. Vou agora mesmo emagrecer!" Homens. Como somos precários.

No entanto, se isso não convence ninguém a parar de chamar a companheira de gorda, o pior ainda está por vir. Um grupo de cientistas canadenses acaba de mostrar que criticar o peso de mulher faz ela engordar. Que tal agora? Acompanhando um grupo de estudantes entre 18 e 21 anos, pesquisadores canadenses fizeram várias descobertas interessantes. Antes de mais nada, atestaram o óbvio: as mulheres estavam todas preocupadas com seu peso. Em média, contudo, não estavam obesas, mas no limite das recomendações saudáveis. (Logo, se apenas mantivessem o peso, estaria tudo bem.) Só que, ao longo dos nove meses de pesquisa, aquelas que se sentiam mais criticadas por seu corpo ganharam em média 2 kg. Ao contrário, as que se sentiram acolhidas ao demonstrar sua preocupação perderam em média quase 0,5 kg no período. Os pesquisadores acreditam que o estresse provocado pela preocupação com a balança pode ser, por si só, um fator de risco para o ganho de peso. Ao se sentirem reasseguradas de que estão bem, que não há motivo para tanta preocupação, esse fator de risco pode ser reduzido.

Antes de terminar com esse tom um tanto feminista, é bom saber que isso vale para os dois lados. Outra pesquisa, essa no Reino Unido, acompanhou quase 3 mil pessoas com cinquenta anos ou mais ao longo de quatro anos. Os resultados são semelhantes: aqueles que se sentiam discriminados por seu peso, criticados em excesso, ganharam quase 1 kg, enquanto os que não se sentiam assim perderam 0,7 kg.

Fica combinado então. Se seu par está acima do peso, fique tranquilo: ele ou ela já sabe disso. Se você não pode ser condescendente com a obesidade por um lado, por outro está provado que críticas só pioram as coisas. Que tal lembrar que o estilo de vida é contagioso e começar você a ter uma vida mais saudável?

Logel, C., Stinson, D., Gunn, G., Wood, J., Holmes, J., & Cameron, J. (2014). A little acceptance is good for your health: Interpersonal messages and weight change over time. *Personal Relationships, 21*(4), 583-598.

Jackson, S. E., Beeken, R. J., & Wardle, J. (2014). Perceived weight discrimination and changes in weight, waist circumference, and weight status. *Obesity (Silver Spring, Md.), 22*(12), 2485-2488.

32
MULHERES NÃO SÃO O SEXO FRÁGIL, MAS SEU CORAÇÃO...

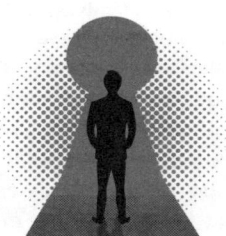

O Dia Internacional da Mulher sempre me atrai para o tema. Discordo de quem acha a data dispensável, como se a mulher já tivesse seu lugar garantido na sociedade, em pé de igualdade com o homem. Não tem, e ainda demorará a ter. Sim, sim, é óbvio que homens e mulheres são diferentes e terão sempre papéis complementares – não idênticos – em qualquer grupamento humano; mas igualdade de tratamento, respeito, direitos, isso é o mínimo – e ainda não chegamos lá.

Falando em diferenças, pesquisas sobre como o estresse afeta o coração feminino trazem resultados preocupantes. Voluntários com problemas cardíacos que foram submetidos a testes de estresse mental e recordações de situações angustiantes, por exemplo, reagiram de forma distinta de acordo com o sexo: os homens tiveram aumento de pressão arterial e frequência cardíaca, mas as mulheres tiveram aumento da agregação plaquetária, menor fluxo de sangue e mais isquemia cardíaca – ou seja, muito mais risco de infarto. Além disso, apresentaram mais emoções negativas do que os homens durante o processo – seria esse componente emocional causa das alterações cardiovasculares ou consequência delas?

Embora não seja possível saber se a depressão vem antes do infarto ou vice-versa (ou se ambos estão ligados a um fator comum, o que é mais provável), o fato é que outro estudo mostrou que a presença de sintomas depressivos mais do que dobra o risco de mulheres jovens enfartarem. Abaixo dos 55 anos, se sofrem de depressão moderada, o risco de ter um infarto, de precisar de angiografia ou de morrer é 2,17 vezes maior do que nas mulheres sem esse problema (e 2,45 vezes maior se a depressão é grave). E não para por aí. Como se não bastasse, as mulheres ficam mais estressadas também *depois* de um infarto – estudando pacientes sobreviventes de ataques cardíacos, pesquisadores descobriram que as mulheres demoram mais do que os homens para se recuperar, apresentando ao mesmo tempo níveis significativamente mais elevados de estresse – novamente, uma associação que não parece ser mero acaso.

Arrisco um palpite de por que as mulheres vêm ficando tão estressadas. Não é uma teoria científica, mas creio não ser leviano afirmar que há nelas maior tendência ao cuidado – da prole, da casa, do marido. Seja uma "natureza" ou um "construto social", o fato é que tal zelo pode facilmente degringolar para comportamentos nada saudáveis. Pegar para si problemas dos outros; preocupar-se antecipadamente por situações (que talvez nem ocorram); tentar resolver dificuldades mentalmente; centralizar tudo e não delegar nada – tais atitudes, distorções tóxicas do "cuidado", pairam como sombra no universo feminino e são altamente desgastantes. Isso para não entrar na renhida questão da dupla jornada.

Ninguém minimamente bem-intencionado ainda considera as mulheres como "sexo frágil", mas na ânsia por ser forte é importante lembrar que fragilidades existem e podem ser perigosas.

Samad, Z., Boyle, S., Ersboll, M., Vora, A., Zhang, Y., Becker, R., ... Jiang, W. (2014). Sex differences in platelet reactivity and cardiovascular and psychological response to mental stress in patients with stable ischemic heart disease. *Journal of the American College of Cardiology, 64*(16), 1669-1678.

Xu, X., Bao, H., Strait, K., Spertus, J., Lichtman, J., D'Onofrio, G., ... & Krumholz, H. (2015). Sex differences in perceived stress and early recovery in young and middle-aged patients with acute myocardial infarction. *Circulation, 131*(7), 614-623.

Shah, A., Ghasemzadeh, N., Zaragoza-Macias, E., Patel, R., Eapen, D., Neeland, I., ... Vaccarino, V. (2014). Sex and age differences in the association of depression with obstructive coronary artery disease and adverse cardiovascular events. *Journal of the American Heart Association, 3*(3).

33
QUER SER *SEXY*? USE A CRIATIVIDADE

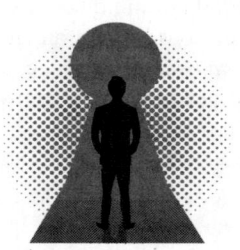

A década de 1980 será vista no futuro como o momento em que se iniciou uma mudança revolucionária na história dos relacionamentos – a ascensão dos *nerds*. A revolução dos computadores pessoais é sem dúvida a maior responsável pelo fenômeno, que, se teve seu início na década de 1970, foi vislumbrado pouco tempo depois, em 1984. O filme *A vingança dos nerds* mostrava um grupo de alunos do curso de ciências da computação que, após sofrer muito *bullying*, contra todas as probabilidades invertia a cadeia alimentar do *campus* universitário e acabava recebendo mais prestígio e badalação do que os atletas e descolados. Virada semelhante se deu na sociedade, que os elevou da categoria de *párias* nos anos 1970 a *necessários* nos anos 1990. Em 1996, o documentário *O triunfo dos nerds* não deixa dúvidas de que o dinheiro e, consequentemente, o poder estavam mudando de mãos.

No entanto, a vida deles ficou mais fácil não só porque a tecnologia criou empregos bem remunerados que só eles conseguiam – tornando-os mais ricos e, como decorrência, mais *sexy*. Ficou também mais fácil descobrir pessoas que compartilham dos mesmos interesses, por mais específicos que sejam, e assim encontrar possíveis pretendentes. A tecnologia veio para auxiliá-los a superar as complicadas barreiras – antes quase intransponíveis – para seus relacionamentos.

No artigo científico ironicamente intitulado *Quem acha Bill Gates sexy?*, por exemplo, pesquisadores norte-americanos, não sei se *nerds* ou não (provavelmente sim), buscaram diferenciar os tipos de comportamento criativo que tornam as pessoas mais atraentes – aos olhos dos outros. Partindo do princípio de que a criatividade é uma forma de *sedução*, mas que compor uma música é bem diferente de criar um algoritmo, eles foram a campo descobrir o que as pessoas consideram mais sedutor. Diferenciaram a *criatividade estética* da *criatividade prática*, e, com isso, duas listas foram elaboradas, apontando as dez atividades criativas mais *sexy* e, como não poderia deixar de ser, as dez menos *sexy*.

As dez atividades criativas mais *sexy*:

1) Praticar esportes
2) Ter um encontro numa viagem não planejada
3) Gravar músicas
4) Fazer observações inteligentes
5) Compor músicas
6) Tocar numa banda
7) Tirar fotos artísticas
8) Apresentar números de comédia
9) Vestir-se num estilo próprio
10) Escrever poesia

E as dez atividades criativas menos *sexy*:

1) Fazer anúncio de campanhas
2) Decoração de interiores
3) Desenvolver um programa de computador original
4) Desenvolver *websites*
5) Jardinagem
6) Apresentar artigos científicos ou matemáticos
7) Decoração de exteriores
8) Usar matemática de forma original para resolver um problema prático
9) Desenvolvimento de experimentos científicos
10) Participar da produção de um drama

Em princípio, os *nerds* estão em grande desvantagem: boa parte do que eles gostam ou dominam está no fim da lista, mas a boa notícia é que essa foi uma classificação geral. Em nichos específicos, há público bastante interessado nas "dez menos". Pessoas com características como *curiosidade intelectual* e prazer em *raciocínio complexo* acham essas formas de criatividade prática muito mais *sexy*. Aliás, os resultados da pesquisa mostraram que homens com grande curiosidade intelectual praticamente evitam relacionamentos com pessoas com criatividade estética.

Ou seja: todo pé cansado tem seu chinelo velho. *Nerds* tendem a gostar de *nerds* e, hoje, com tantos *sites* e aplicativos de relacionamento, não é difícil que eles se encontrem e vivam felizes para sempre.

Kaufman, S., Kozbelt, A., Silvia, P., Kaufman, J., Ramesh, S., & Feist, G. (2014). Who finds bill gates sexy? Creative mate preferences as a function of cognitive ability, personality, and creative achievement. *The Journal of Creative Behavior*.

34

DIZ-ME O QUE CURTES, E EU TE DIREI QUEM ÉS

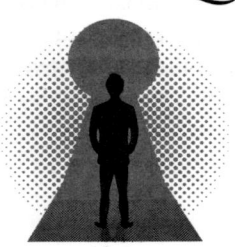

Meu avô nasceu no ano da Semana de Arte Moderna de São Paulo, em 1922, e faleceu em 2013, aos 91 anos. Com tanto tempo de vida, tendo atravessado o "breve século XX", tão extremo e transformador em tão pouco tempo, como diz Hobsbawm, às vezes o mundo parecia mudar rápido demais para sua apreensão. Lembro sua reação a cada notícia do avanço das mulheres no mercado de trabalho: "Os homens vão acabar cavando fossa", dizia entre perplexo e indignado. "Só trabalho que precisar força física vai sobrar para nós". Interessante é que, mesmo nessa cosmovisão marcada por sua educação machista, ele admitia, implicitamente, que não há diferenças de competência geral entre homens e mulheres. Restariam as diferenças físicas, constitucionais.

Em um antigo editorial da revista *Scientific American*, se não me falha a memória quando Ulisses Capozzoli ainda era editor, ele também contou uma história sobre sua avó. Cito de cabeça, mas ao que me lembre ela dizia ao final da vida que o mundo em que estava não era o mundo para o qual havia se preparado. O futuro a havia surpreendido e, desprevenida, ela se sentia deslocada. Capozzoli tecia então loas à capacidade da ficção científica de antecipar o futuro e, de alguma forma, nos preparar para ele.

Penso em tudo isso quando vejo o avanço da *tecnologia de informação* e a sofisticação dos algoritmos ampliando as competências dos computadores de maneira assustadora, invadindo campos que imaginávamos redutos exclusivos dos seres humanos. Há *softwares* que criam piadas. A hoje famosa piada – "Qual é o assassino que tem mais fibra? O cereal *killer*" – foi criada por um computador. No início de 2015, um grupo demonstrou que é possível que um algoritmo baseado no Facebook conheça sua *personalidade* melhor do que seus colegas de trabalho, seus amigos e até do que seu cônjuge. Por vezes, melhor do que você mesmo.

A ideia era simples: dezenas de milhares de pessoas haviam preenchido um questionário *on-line* que avaliava a personalidade segundo um dos modelos mais aceitos atualmente, o chamado *Big five*. De posse das respostas, os cientistas passaram a estudar o padrão de *likes* (ou "curtidas") desses usuários e conseguiram criar um algoritmo relacionando os traços de personalidade ao comportamento na rede social.

Depois, pediram para que pessoas próximas aos voluntários também avaliassem suas personalidades com uma versão menor do mesmo questionário. Quanto mais íntimo o relacionamento, melhor se avaliava sua personalidade (i.e., maior era a concordância entre como a pessoa se avaliava e como o outro a via). Mas algo surpreendente foi constatado: analisando meros dez *likes*, o algoritmo era capaz de definir qualquer pessoa com mais precisão do que seus colegas de trabalho. Com pouco esforço adicional, considerando duzentos *likes*, o computador conseguiu acertar mais do que os próprios cônjuges nessa avaliação.

Para ter certeza de que essa capacidade de decifrar os sujeitos não era só teórica, os cientistas tentaram *prever comportamentos* no mundo real a partir da personalidade. Coisas como posição política, tamanho da rede e comportamento virtual, uso de substâncias, saúde física, campo de estudo, etc. E eis que, dos treze parâmetros avaliados, em quatro deles o algoritmo previu *melhor do que a própria pessoa* qual seria sua atitude.

Agora, se até a avaliação da personalidade humana passar a ser mais bem exercida pelos computadores do que por nós, me pergunto, parodiando meu avô: "O que sobrará para os humanos?". O negócio é ler mais um pouco de ficção científica para ver se continuo me preparando.

Youyou, W., Kosinski, M., & Stillwell, D. (2015). Computer-based personality judgments are more accurate than those made by humans. *Proceedings of the National Academy of Sciences, 112*(4), 1036-1040.

35
QUANDO O CASAMENTO ATRAPALHA AS REDES SOCIAIS

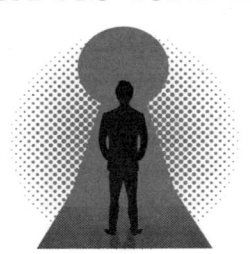

O *celular* é um *problema* no seu relacionamento? Para descobrir, responda às seguintes perguntas (1 = nunca; 3 = às vezes; 5 = sempre):

1 – Durante as refeições que eu e meu parceiro(a) fazemos juntos, ele ou ela pega o celular para dar uma olhada.
2 – Meu parceiro(a) deixa o celular onde ele possa ser visto enquanto estamos juntos.
3 – Meu parceiro(a) fica com o celular na mão enquanto está comigo.
4 – Quando o celular do meu parceiro(a) toca, ele ou ela dá uma olhada mesmo se estamos no meio de uma conversa.
5 – Meu parceiro(a) olha para o celular enquanto está falando comigo.
6 – Durante o tempo de lazer que podemos passar juntos, meu parceiro(a) usa o celular.
7 – Meu parceiro(a) usa o celular quando estamos conversando.
8 – Meu parceiro(a) usa o celular quando saímos juntos.
9 – Se surge uma pausa em nossa conversa, ele ou ela dá uma olhada no celular.

Não existe uma nota de corte, mas obviamente quanto mais pontos, mais você sente que está sendo *trocado pelo celular*. Um exercício interessante é substituir "meu parceiro(a)" por "eu": durante as refeições "eu" checo o celular; "eu" uso o celular quando saímos juntos. Isso vai te dar uma ideia de *quanto você prioriza as redes sociais* em detrimento da relação. Essa escala foi proposta num artigo que testou o quanto a intromissão do celular na vida conjugal prejudica a *satisfação com o relacionamento*. E descobriu que prejudica bastante. Quanto mais se divide a atenção com o aparelho, mais isso *irrita* o companheiro. E, quanto mais irritação, pior a satisfação com o relacionamento (ou seja: se o outro não liga para esse comportamento, não há impacto. O que deve ser mais comum quando ambos estão no WhatsApp).

Não se trata de ser contra a tecnologia nem de menosprezar as *amizades virtuais*. Sim, é possível ter amigos nas redes sociais, mas não podemos nos iludir achando que tais vínculos se equivalem. No ambiente virtual, a *velocidade* e a *superficialidade* impedem que uma conexão mais profunda e *empática* seja estabelecida. Todo mundo já viu um comentário ser mal interpretado ou pessoas ficarem ofendidas em grupos de troca de mensagens, justamente porque o tom emocional – seja de ironia, seja de pesar – não pôde ser adequadamente transmitido. Para que relacionamentos afetivos funcionem é preciso de *afeto*, com perdão da redundância. Mas as interrupções frequentes, mesmo rápidas, que os celulares impõem impedem que nos foquemos o necessário para o aprofundamento das conexões afetivas, levando à *superficialização* do relacionamento e consequente *insatisfação* com sua qualidade.

Claro que há mensagens importantes que estamos esperando, ligações indispensáveis que não podemos ignorar. E é útil estar a um clique de todos os que importam para nós. No entanto, o risco é grande, pois, quando temos de dar atenção a centenas de pessoas que estão distantes, pode sobrar muito pouca para quem está realmente perto.

Roberts, J., & David, M. (2016). My life has become a major distraction from my cell phone: Partner phubbing and relationship satisfaction among romantic partners *Computers in Human Behavior, 54*, 134-141

36
CINCO MOTIVOS PELOS QUAIS ADORAMOS UMA LISTA

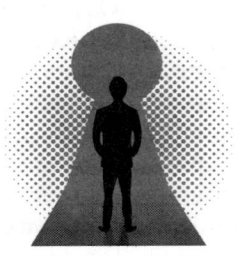

Não adianta resistir: as *listas* vieram para ficar. "Dez momentos inesquecíveis do ano", "Cinco animais mais fofos do zoológico", "Doze gafes inacreditáveis que ocorreram ao vivo", "Cento e trinta e nove discursos presidenciais incompreensíveis", a *lista das listas* só cresce.

Resolvi eu mesmo entrar na *lista* e elenquei cinco motivos para o fenômeno:

1 – O apelo da organização – Nosso cérebro funciona à base de *sistematização*. Ele evoluiu exatamente para categorizar as experiências, permitindo a previsão de fenômenos e a manipulação do ambiente. Por isso adoramos uma *lista*: ela é a tradução em linguagem da função magistral do cérebro – sistematizando, classificando e organizando o mundo, satisfaz com perfeição esses instintos primitivos.

2 – O conforto do contraste – Sem parâmetros ficamos perdidos, angustiados, porque o tempo todo estamos avaliando o nosso entorno. Aquele carro está vindo rápido? Esse preço está barato? Esse tanto de comida é suficiente? Para fazer isso, o cérebro se baseia em *contrastes*: alto, lento, caro, muito, tudo isso é determinado "em comparação com". (Daí o sucesso das promoções – de tanto por tanto – e

dos pratos grandes em restaurantes de quilo). As *listas* hierárquicas, que trazem classificações, ecoam essa necessidade do nosso cérebro de encontrar comparações. Não por acaso o *Guinness Book* é um dos livros mais vendido da história.

3 – A segurança dos *checklists* – Em nosso mundo complexo, lidamos corriqueiramente com situações que demandam mais atenção e memória do que seria esperado no ambiente natural. Manipular a quantidade de variáveis envolvidas nas atividades modernas é uma sobrecarga para o nosso cérebro, levando frequentemente a erros. A introdução de *listas* de checagem (*checklists*) em cirurgias, por exemplo, evita que passos sejam esquecidos, impede que ações sejam refeitas, melhora a comunicação da equipe, reduzindo em praticamente metade o número de mortes ou complicações pós-cirúrgicas, segundo um dos estudos seminais sobre o tema.

4 – A vantagem da objetividade – Informações estruturadas em tópicos permitem uma economia de linguagem. Não é preciso gastar palavras para introduzir cada um dos conceitos nem para articulá-los entre si, o que poupa muito espaço de texto e de processamento cerebral. Nesses tempos de leituras breves e rápidas, em que objetividade é uma virtude, as *listas* se tornaram o caminho para alcançá-la.

5 – O alívio do fim – No começo do século XX, uma psicóloga russa chamada Maria Rickers-Ovsiankina descreveu pela primeira vez que os seres humanos ficam desconfortáveis com tarefas interrompidas, exibindo a tendência de voltar a elas até que sejam terminadas (Efeito Ovsiankina). Aparentemente o engajamento inicial em uma atividade já nos convence da importância de ir até o fim, tanto atingindo o objetivo como completando a tarefa (sem atalhos). Evolutivamente vantajoso, já que pode ter ajudado nossos ancestrais a sobreviver, em tempos de internet o *Efeito Ovsiankina* nos vicia em jogos como Candy Crush e nos leva a ler listas como esta até o fim.

Haynes, A., Weiser, T., Berry, W., Lipsitz, S., Breizat, A., Dellinger, E., ... Gawande, A. (2009). A surgical safety checklist to reduce morbidity and mortality in a global population *New England Journal of Medicine, 360*(5), 491-499.

37

ISSO É COISA DE MENINA?

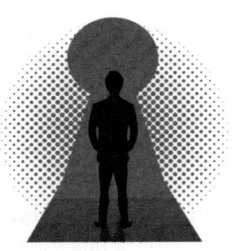

Há algum tempo venho pensando sobre a polêmica das *questões de gênero*. De prova do Enem a encíclica papal, do plano nacional de educação às redes sociais, o tema está pulsando na sociedade, que ainda não caminha com firmeza nesse terreno novo das redefinições de papéis.

O tema é polêmico, principalmente por colocar em questão *dois discursos conflitantes*: um diz que essa história de papel de homem e papel de mulher é uma *construção puramente social*, que reflete uma ideologia que quer manter a mulher subjugada e que, por isso, deveríamos abolir, não só da sociedade como da educação das crianças, qualquer menção a gênero. O outro reafirma a *existência natural de papéis femininos e masculinos*, que tradicionalmente se perpetuam na história e devem ser mantidos e ensinados desde sempre. Para os primeiros, por exemplo, não existe brinquedo de menino e de menina, cor de menino e de menina, e todo mundo tem de ter livre acesso a tudo – qualquer coisa diferente disso é meio de doutrinação. Já para o outro lado há sim atitudes corretas e erradas para um ou outro gênero, e os pais têm o dever de colocar os filhos no trilho certo.

Para variar, *acredito que a verdade está no meio*, o que me coloca numa posição de desagradar aos radicais das duas pontas. Como existe bom senso na maioria moderada, sei que minha postura pode bem ecoar uma opinião generalizada. Infelizmente, são os ideólogos que se manifestam com mais veemência, tentando defender sua posição por confundir reflexão com ataque. Paciência.

A verdade está no meio porque não é possível, se formos ser *intelectualmente honestos*, negar que existem diferenças inatas entrem homens e mulheres. Não somos entidades puramente sociais, e negar nossa biologia é ridículo. Como "Nada em biologia faz sentido a não ser à luz da evolução", segundo sabiamente notou o biólogo Theodosius Dobzhansky, surpreendente mesmo seria se não houvesse distinção entre homens e mulheres, dada nossa história evolutiva. Crescendo em ambientes com *recursos escassos* e dando à luz *crias dependentes de cuidados intensos*, os humanos dividiram seus papéis lá atrás, nas cavernas, com homens caçando e mulheres cuidando das crias. É ululante que as mulheres com mais aptidão para cuidar dos filhos deixaram mais descendentes, perpetuando tais características. O mesmo vale para os homens mais hábeis em levar comida para casa, como aqueles com melhor orientação espacial. Tais diferenças ficaram, então, inscritas em nós indelevelmente como tendências naturais. Note: *tendências, não destino*. Como grupo, os homens tendem a ser melhores em orientação espacial, as mulheres em reconhecimento de emoções, isso é inegável. Entretanto, individualmente as coisas variam (na minha casa, por exemplo, é justamente o contrário – eu sou totalmente desorientado, e minha esposa parece um GPS humano).

Está claro, no entanto, que historicamente essas diferenças foram e até hoje são usadas pelas pessoas como instrumentos de *cerceamento de liberdade* dos indivíduos. Do fato de essas diferenças estatísticas existirem não se pode, automaticamente, concluir que as mulheres não são capazes de trabalhar como motoristas ou que os homens não podem ser babás. Porém, ainda hoje é muito comum a crença de que o homem tem o papel de prover materialmente a casa, restando à mulher a obrigação de cuidar de todas as necessidades dos filhos. Normalmente quem pensa assim acha que qualquer outro desenho doméstico é errado e deve ser proibido. Vem daí, creio, o desespero de alguns pais ao ver seus filhos brincando com bonecas ou panelinhas – isso seria exclusivamente coisa de menina.

O erro dos dois lados é fingir que o outro não tem certa razão. Como as diferenças naturais podem ser usadas para perpetuar preconceitos e restrições, os defensores da igualdade preferem *negar* sua existência e dizer que tudo é socialmente determinado. Na outra ponta, por essas tendências existirem de fato, os tradicionalistas defendem que esses papéis de gênero são naturais e, portanto, corretos, *negando* a capacidade humana de ir além da biologia.

38

A MALDIÇÃO DA ESCOLHA – QUANTO MAIS OPÇÕES, MAIS DIFÍCIL ENCONTRAR UM RELACIONAMENTO

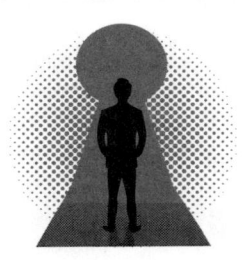

Se você tem a sensação de que está difícil arranjar um namorado para a sua amiga solteira (ou uma namorada para o seu amigo solteiro, namorada para a solteira, namorado o para solteiro, etc.), é porque está mesmo. Em tempos de redes sociais e aplicativos desenvolvidos para supostamente ajudar as pessoas a se relacionarem, poderíamos esperar que esse quadro melhorasse. No entanto, um livro recente mostra que essas novidades tecnológicas apresentam alguns efeitos colaterais que podem, no fim das contas, dificultar ainda mais as coisas.

Intrigado com o que via ao seu redor, o comediante Aziz Ansari convidou Eric Klinenberg, professor de sociologia da New York University, para empreenderem uma ampla investigação sobre os efeitos da tecnologia em nossos relacionamentos. Daí surgiu o livro *Romance moderno: uma investigação sobre relacionamentos na era digital*, lançado pelo selo Paralela, da Companhia das Letras. Foram feitas pesquisas *on-line*, com grupos focais de jovens e idosos, viagens internacionais e entrevistas com especialistas de diversas áreas, resultando num livro bem-humorado e ao mesmo tempo bastante informativo. Mas, longe de serem profetas do apocalipse, pregando o fim dos tempos com a chegada desses meios virtuais de se estabelecer relações, os autores buscam antes compreender seus mecanismos, distinguindo o que é bom do que é ruim em meio às novidades. O melhor exemplo para mim é o da multiplicidade de opções, que eu apelidei de "Paradoxo Netflix".

A cena é conhecida: você se senta diante da televisão para assistir alguma coisa e relaxar. Abre o menu de opções e começa a passear pela lista de filmes e séries que salvou para assistir mais tarde. São interessantes, mas ainda assim resolve dar uma olhada nas sugestões específicas para você. Como o algoritmo de indicações é esperto, todas parecem prontas para te entreter. Depois de ler dezenas de sinopses, você olha o relógio e se dá conta de que passou os 45 minutos que havia reservado para isso apenas passeando entre as opções. Agora tem de voltar e cuidar da vida e acabou não assistindo a nada.

É mais ou menos isso que aplicativos e *sites* de relacionamento fazem com quem está procurando um par. Se antes as opções eram escassas e as pessoas se casavam com o vizinho que estivesse disponível – porque era ele ou então ficar solteiro, hoje as fotos de potenciais parceiros rolam na tela dos celulares como as capas de filme no Netflix. Essa possibilidade quase infinita de escolhas traz a sensação de que qualquer decisão pode ser "errada". Ansari chama isso de "mal do *upgrade*", já que as pessoas ficam continuamente com a tentação de procurar alguém melhor. Em determinada altura do livro, no entanto, ele reflete sobre o que está acontecendo: aquelas fotos que se sucedem à sua frente não são opções, são pessoas, com suas histórias, suas personalidades, e com absolutas chances de se tornarem bons parceiros se ao menos não fossem descartadas com um movimento dos dedos.

Considero suas conclusões irrefutáveis: em primeiro lugar, não fique trocando mensagens infinitamente, porque a novidade passa e uma oportunidade pode se perder conforme as mensagens vão rareando. Depois de um contato inicial (uma triagem breve, digamos assim), passe logo à ação e convide a pessoa para sair. Nada substitui o *tête-à-tête* na hora de decidir se vale ou não a pena investir em alguém. E, mais do que isso, ele sugere: "Com tantas opções disponíveis, em vez de tentar explorar todas, tenha certeza de estar investindo como deve nas pessoas, dando-lhes uma oportunidade real antes de procurar a opção seguinte".

Nada impede que novas tecnologias sejam usadas para começar relacionamentos, mas não espere que elas tragam a mulher perfeita ou o príncipe encantado. Afinal, quando o assunto é relacionamento, quem busca a perfeição está condenado à frustração.

39
CULTURA DO ESTUPRO *VERSUS* NATUREZA DO ESTUPRADOR

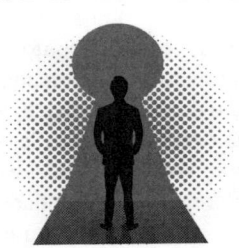

Como negar que exista uma cultura do estupro? Uma sociedade que diz para as mães prenderem as cabritas porque os bodes estão à solta, em que os pais de meninas ouvem piadas dizendo que são fornecedores, em que garotas que se envolvem em vários relacionamentos são galinhas, mas homens são garanhões, os sinais são claros. É óbvio que ninguém se torna estuprador por ouvir essas coisas, mas o ambiente cultural criado é de normalização do comportamento sexual predatório por parte dos homens. Uns vão se sentir à vontade para fazer piadas, outros para organizar grupos de apologia ao assédio em transportes públicos. Uns acharão normal beijar à força na balada, outros considerarão inadmissível uma mulher não querer fazer sexo depois de ir sozinha com um homem à sua casa. Por sua vez, numa cultura igualitária, intolerante com qualquer forma de diminuição do poder de escolha feminina, as pessoas se sentem menos autorizadas a constranger as mulheres sexualmente.

Só que não bastar mudar a cultura para acabar com os estupros. Afinal, nós somos seres civilizados, inseridos numa cultura, mas somos primatas. Querer atribuir o todo do comportamento sexual humano à sociedade é fechar os olhos para as influências biológicas, igualmente essenciais nas nossas atitudes. Opa, vamos aqui desculpar os estupradores, como se fossem eles vítimas de seus cérebros e hormônios masculinos? Evidente que não. Mas por que mesmo numa cultura machista, leniente com o comportamento sexual agressivo, há poucos estupradores? Óbvio – a não ser para sociólogos emburrecidos pelo radicalismo – que fatores como personalidade, temperamento, impulsividade e mesmo agressividade variam de pessoa para pessoa tanto quanto altura, cor da pele ou inteligência, influenciados em grande parte por componentes biológicos. Algumas pessoas, independentemente da cultura em que estiverem, terão sempre uma resposta sexual excessiva, com risco de agressividade dependendo das circunstâncias.

Deixe-me colocar de outra forma. Do ponto de vista do ambiente cultural, é pequena a diferença entre assobiar para uma mulher na rua e estuprar uma menina. Mas, do ponto de vista biológico, há uma enorme diferença entre o sujeito que assobia e o que estupra. Se continuarmos escolhendo qual das linhas é a fonte exclusiva da verdade, estamos condenados a não compreender o problema em sua complexidade. Uns insistirão que não há nada para mudar em nossas atitudes, porque a culpa do estupro é do estuprador, perpetuando assim uma cultura machista e danosa. E os estupros continuarão ocorrendo. E outros perseguirão a utopia de um mundo em que mulheres tenham o direito de ficar nuas sozinhas no apartamento de um bando de homens bêbados sem que nada de mal lhes aconteça. E os estupros continuarão ocorrendo.

40

A LIÇÃO DO TURISTA – COMO NÃO SE ARREPENDER DE NÃO TER TIDO TEMPO PARA O QUE IMPORTA

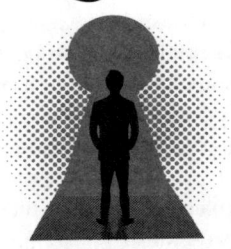

Acho que o arrependimento mais comum que as pessoas apresentam, seja perto da morte, seja num momento de balanço da vida, tem a ver com a forma como investiram seu tempo nos seus relacionamentos. A frase "Gostaria de ter uma segunda chance para..." é quase sempre completada por coisas como "dar mais tempo aos filhos antes que eles crescessem", "gastar mais tempo com a esposa antes que o casamento acabasse" e assim por diante. Por que será?

Tenho uma teoria. Comecemos por uma analogia: já reparou que ninguém é turista na sua própria cidade? Geralmente na cidade em que crescemos ou moramos não separamos tempo para visitar pontos históricos, não fotografamos as estátuas públicas, não conhecemos a biblioteca municipal, mal sabemos onde fica a prefeitura. Quando viajamos, no entanto, dá-se exatamente o contrário – queremos conhecer dezenas de lugares em poucos dias, tiramos fotografia até de cachorro vira-lata, sacrificamos horas de descanso para ir ao maior número de lugares possível.

No papel de turistas, temos a sensação de que é a única chance de ver aquilo e, por isso, saímos afobadamente tentando conhecer tudo – nos arriscando a não conhecer realmente nada. Quando somos moradores, desdenhamos das preciosidades que nos cercam, porque cremos que elas sempre estarão por ali quando quisermos vê-las – e nos arriscamos a não conhecê-las nunca, de tanto adiar.

Como em muitas coisas, acredito que a virtude está no meio. O exagero nos dois extremos nos impede de aproveitar ao máximo tanto o lugar em que moramos – já que ignoramos a parte mais bela da nossa cidade – como aqueles que visitamos – porque, na correria para ver e registrar em fotos e vídeos, frequentemente esquecemos de registrar a experiência em nossa memória afetiva.

O paralelo sobre como levamos nossa vida de relacionamentos, se não é perfeito, pode ser esclarecedor.

O começo de relacionamentos tende a ser intenso: seja numa grande amizade, seja num namoro, ou mesmo pais de primeiro filho, a busca pela presença do outro é contínua, quer-se fazer tudo junto, as conversas são longas, os encontros nunca longos o bastante. São situações em que o risco presente é de um sufocar o outro, privá-lo de seu espaço privado necessário. Não é muito agradável, mas não é a causa dos grandes arrependimentos da vida.

O problema maior está na outra ponta, nos vínculos que estabelecemos com pessoas que, de tão presentes e constantes, simplesmente contamos que estarão ali no dia seguinte. Pais, filhos, esposa, avós, amigos íntimos – quanto mais próximo o relacionamento, mais ele corre o risco de ser classificado como permanente. É aí que, como fazemos no dilema morador *versus* turista, investimos mais tempo e energia em coisas passageiras do que nas pessoas próximas, porque afinal estas sempre estarão disponíveis, qualquer dia desses a gente senta com calma. Até que a separação – fim inevitável de todo relacionamento bem-sucedido – acaba com a possibilidade do amanhã. E surge o arrependimento.

Não se trata de uma conclusão pessimista. A mensagem principal aqui não é a de que todo relacionamento um dia vai acabar. (Embora vá. Essa é a mensagem secundária.) O mais importante é saber que, assim como as cidades, as pessoas que nos cercam escondem tesouros especiais para quem procurar, e o tempo gasto nessa busca rende as melhores experiências de nossas vidas.

41

O ELOGIO DO FRACASSO

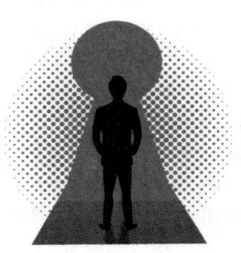

O ser humano adora um vencedor. Parece que viemos com algum *software* mental pré-instalado que nos leva a incensar o mais forte, o mais rápido, o mais hábil. De repente passamos na frente da televisão e está passando luta greco-romana, Estônia contra Irã, e, no instante seguinte, lá estamos nós, torcendo por um deles, desejando o sucesso.

Essa palavra, no entanto, é uma das mais traiçoeiras da nossa era. Nós medimos o sucesso pelo que foi conquistado, pelo que se ganhou, o que se alcançou. A medalha de ouro. A promoção. O primeiro milhão. O casamento. O sucesso. No entanto, tudo tem um preço, e vendo a vida dos atletas, a dedicação, a abnegação, a busca pelo limite, me pergunto se o preço não é tão alto a ponto de tornar o fracasso uma alternativa atraente. Não para os torcedores, é claro, essa massa implacável que só se interessa pela vitória, mas para os próprios esportistas. Lembro de uma entrevista em que César Cielo contava o que precisou fazer para chegar ao alto do pódio na natação mundial. Afastou-se da família. Não tinha tempo para namorar. Abriu mão de uma infinidade de lazeres e prazeres em função de seu objetivo. Conquistou o sucesso. Segundo seus parâmetros, pelo menos.

Porque, se invertermos o olhar, poderíamos medir o sucesso não apenas pelo que foi obtido, mas também pelo que foi sacrificado. Para ficar no exemplo do esporte, existem milhões de ex-atletas trabalhando em escritórios, hospitais, lojas, amargando uma enorme frustração porque não alcançaram o topo de suas carreiras esportivas. No entanto, é gente que come o que quer, dorme o quanto quer, tem tempo para a esposa, para os filhos – teve até tempo de fazer filhos. Medir o sucesso só pelo que obtiveram no esporte pode fazê-los parecer fracassados. No entanto, olhar para o que deixaram de perder, para tudo o que ganharam em sua vida comum, leva a pensar se o fracasso não foi uma benção. O mesmo vale para empresários, médicos, pilotos, engenheiros – não é possível chegar ao topo sem uma boa dose de sacrifício. Profissionais que não foram tão longe certamente se pouparam de muita privação.

Não se trata aqui de uma crítica do sucesso. Longe de mim. Quem sou eu para criticar um atleta que se afasta da família para ganhar o ouro? Cada um escolhe o preço que quer pagar. Trata-se, antes, de um elogio ao fracasso. Ou do sucesso às avessas. Do exercício de lembrar que cada momento na vida é vivido à custa de outros, e que é preciso ter em mente que todos têm valor para poder calcular direito se vale o sacrifício.

Não "chegar lá" pode não ser problema nenhum se dermos o devido valor ao "ficar aqui".

42

A ALEGRIA DO PAPA

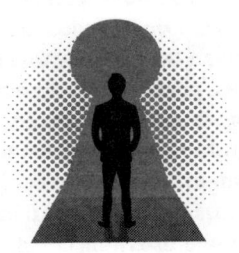

Dinheiro não traz felicidade. A frase é tão batida que corria o risco de perder completamente seu impacto. Isso se não tivesse sido proferida pelo Papa Francisco, que, com seu carisma, tem conquistado simpatias a torto e a direito e trouxe frescor para um conceito sobre o qual nunca é demais pensar.

Sentimo-nos tentados a colocar a nós mesmos no centro, no centro do universo. A crer que somos somente nós que construímos a nossa vida ou que ela se encha de felicidade com o possuir, com o dinheiro, com o poder. Mas não é assim! É verdade, o ter, o dinheiro, o poder, podem gerar um momento de embriaguez, a ilusão de ser feliz. Mas, no fim, são eles que nos possuem e nos levam a querer ter sempre mais, a nunca estar saciados. É muito triste ter uma vida saciada, porém débil.

Estudos de diversas áreas da ciência, com os mais variados desenhos, já comprovaram as palavras do pontífice. Um dos mais emblemáticos foi uma pesquisa correlacionando o grau de satisfação com a vida das pessoas e o

PIB *per capita* dos seus países. Espanta sempre descobrir que ganhos acima de US$ 13.000 por ano não apresentaram relação com maior felicidade.

É sempre incômodo saber que muitas vezes perdemos mais tempo para ganhar mais dinheiro – que não nos fará felizes – deixando de aproveitar os momentos – o que sabidamente nos traria mais felicidade. Outra pesquisa significativa comparou o grau de satisfação de voluntários que ganharam dinheiro e foram divididos em dois grupos: o primeiro podia comprar o que quisesse, o segundo tinha que usar a verba com outras pessoas. Nem precisa dizer que o segundo grupo ficou significativamente mais feliz.

Como colocou o papa, "ter" traz de fato uma satisfação, mas ela é transitória. A cada conquista material, nosso cérebro tem uma descarga do neurotransmissor dopamina, que marca a importância daquele evento e nos leva a tentar repeti-lo. Entretanto, se tomamos essa sensação como um fim em si mesma, ficamos presos num círculo vicioso, "nunca saciados" como ele disse, já que estaremos constantemente em busca dessa repetição.

É claro que não existe fórmula que garanta a felicidade. Mas nos lembrando de algumas coisas que sabidamente não funcionam, o Papa Francisco já deu uma boa ajuda.

43

DINHEIRO TRAZ FELICIDADE

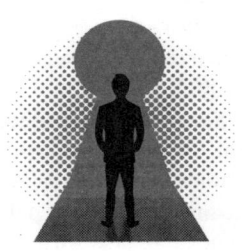

"Dinheiro não traz felicidade. Então me dê o seu e seja feliz", diz uma piada sobre esses dois grandes objetivos da vida moderna, dinheiro e felicidade. Se eu afirmar que uma das frases está certa, e a outra, errada, você seria capaz de dizer qual é qual? Ao contrário do que muitas vezes imaginamos, a primeira parte está errada, dinheiro pode sim trazer felicidade. Mas isso só acontece porque a segunda frase está certa: gastar com os outros – e não guardar ou comprar coisas para nós mesmos – é a fórmula de sucesso.

As pesquisas sobre o tema são abundantes e todas concordam com outra anedota (atribuída a vários autores, mais recentemente citada no filme *O lobo de Wall Street*): "Já fui rico. Já fui pobre. É melhor ser rico". De fato, quando falta dinheiro para suprir necessidades básicas, como saúde, segurança, alimentação e um mínimo de conforto, as pessoas não conseguem ficar felizes. Por conta disso, a vida melhora proporcionalmente conforme aumentam os ganhos. Dinheiro trazendo felicidade. No entanto, o que não nos contam é que esse aumento de satisfação bate no teto muito rápido; a partir daí, mesmo ganhando mais, não conseguimos aumentar o bem-estar. Dinheiro não trazendo felicidade. A não ser que passemos a gastar com os outros. Dinheiro voltando a trazer felicidade.

Eu sei que você não acredita. Você não está sozinho. Pesquisadores distribuíram para anônimos notas de 5 e de 20 dólares e pediram para metade deles que gastassem consigo e para metade que gastassem com outros. Então descreveram a experiência para outras pessoas e perguntaram quem estaria mais feliz. Claro que a maioria achava que eram os que haviam ganhado mais para gastar consigo. Ninguém acredita que é melhor dar do que receber. Mas estavam errados: quem gastou com os outros teve o humor significativamente melhor ao longo do dia. E a quantidade de dinheiro não fez qualquer diferença.

Estudos de correlação mostram que esse fenômeno é universal. Um levantamento realizado em 136 países mostrou que, em 120 deles, havia uma relação direta entre a quantidade de doações (ou "gastos pró-sociais") e o nível de felicidade nacional. Intrigados pela extensão do fenômeno, resolveram investigar crianças. E descobriram que pré-escolares, com menos de três anos, ficavam mais felizes quando davam um biscoito para um boneco do que quando os comiam.

Fica difícil contestar as evidências: experimentos com adultos, com crianças, pesquisas globais, tudo aponta na mesma direção. Então por que será que é tão difícil acreditar? Não sei, não sou sociólogo nem cientista político ou economista, mas acho que se todo mundo entendesse que não precisa ganhar cada vez mais, que dinheiro em excesso não faz diferença e que o objetivo da vida é compartilhar, a economia travaria. Talvez não queiram que saibamos disso.

De qualquer forma, vale a dica: quer ficar mais feliz? Ajude o próximo. Depois diga se de fato não é melhor dar do que receber.

Dunn, E., Aknin, L., & Norton, M. (2014). Prosocial spending and happiness: Using money to benefit others pays off. *Current Directions in Psychological Science, 23*(1), 41-47.

44

GANHAR NA MEGA-SENA OU TOMAR UM BOM CAFÉ?

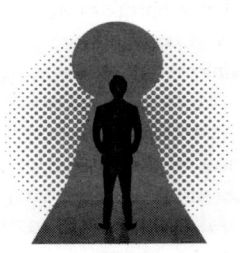

Eu descubro que a Mega-sena está acumulada novamente quando vejo as filas para fora das casas lotéricas. É interessante pensar que mais pessoas resolvem jogar quanto maior é o prêmio oferecido. Acho que é porque no fundo todo mundo sabe que as chances são absurdamente pequenas, evitando por isso gastar tempo com o trabalho de ir até a lotérica, pagar, preencher o bilhete, etc. Com mais dinheiro, contudo, a tentação deve ser maior, imagino, levando o sujeito a enfrentar filas, gastando mais tempo, apesar de ter exatamente as mesmas – ridículas – chances de ganhar (a única coisa que aumenta é o risco de ter de dividir o prêmio, já que mais gente joga).

No filme *Antes do pôr do sol*, segundo da trilogia do diretor Richard Linklater com o casal Ethan Hawke e Julie Delpy, durante um dos envolventes diálogos – que constituem quase o filme todo –, Hawke diz que foi comprovado que ganhar na loteria não traz felicidade. Ele dá até detalhes, dizendo que não fazia diferença ganhar dinheiro ou ficar paralítico no longo prazo.

É por aí mesmo. O roteiro citava aqui – com propriedade – o estudo clássico da década de 1970 no qual os pesquisadores compararam 73 pessoas, 22 que ganharam prêmios na loteria norte-americana (de até 1 milhão de dólares), 29 que ficaram paraplégicas por causa de acidentes e 22 sem eventos significativos na vida (grupo-controle). Perguntando sobre a felicidade e os prazeres do dia a dia, descobriram que as pessoas que sofreram acidentes tendiam a glamorizar o passado, pois se consideravam mais felizes do que a média das pessoas antes de perderem os movimentos. Já entre os ganhadores, menos de um quarto experimentou mudanças significativas no estilo de vida, não se sentindo mais felizes do que as pessoas em geral. O mais interessante, contudo, é que os pequenos prazeres da vida, como conversar com amigos, ver televisão, tomar um bom café da manhã, ler uma revista ou comprar roupas foram classificados como menos interessantes ou prazerosos pelos ganhadores do que pelos paralíticos e o grupo-controle.

O pior é que, com o passar do tempo, o padrão se manteve. Quer dizer: ganhar na loteria parece ser uma felicidade tão grande que rouba a alegria das pequenas recompensas do cotidiano, sem oferecer, no entanto, outra forma de satisfação em troca.

Mas não precisa se preocupar com isso: aposto dez vezes o que você pagou no seu bilhete como o seu número não será sorteado. O que certamente não te fará infeliz.

Brickman, P., Coates, D., & Janoff-Bulman, R. (1978). Lottery winners and accident victims: Is happiness relative? *Journal of Personality and Social Psychology, 36*(8), 917-927.

45

INVEJOSOS SOMOS TODOS

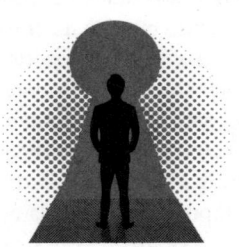

Em 2013, causou furor uma pesquisa mostrando que usar o Facebook faz mal: segundo um estudo alemão, na rede social as pessoas passam tempo testemunhando as notícias sobre as férias alheias e a vida social dos outros, sentido, assim, inveja, tristeza e solidão. A assessoria de imprensa da Universidade de Berlim caprichou no *press release*, e a notícia bombou no mundo. Exercitando meu lado *nerd* e do contra, resolvi ler o artigo original e posso tranquilizar os leitores: não é bem assim.

A inveja é disseminada na nossa vida desde que somos seres sociais: vivendo em sociedade, necessitando de interações pessoais e coletivas de forma repetida no tempo, o exercício das comparações sempre foi inevitável. Das cavernas ao capitalismo financeiro, estamos olhando em volta, para o bem e para o mal. Tanto que um dado assustador é que a maioria de nós preferiria um salário de 5 mil reais se os amigos ganhassem em média 3 mil reais do que um salário de 8 mil reais se os outros ganhassem 10 mil reais. Estranho, não? Pois é: preferimos ter acesso a menos recursos, desde que isso seja mais do que os outros.

Se levarmos em consideração as nossas limitações mentais, no entanto, isso não fica tão absurdo. Nosso cérebro não sabe manipular muito bem valores absolutos, funcionando mais à base de comparações: para dizer se uma cor é clara, precisamos comparar com outras; segurar um objeto e estimar o peso é difícil, mas saber se ele é mais pesado do que outro é imediato. Os contrastes chamam nossa atenção mais do que a homogeneidade – tanto que conseguimos adormecer diante da televisão ligada se estamos no barulho, mas despertamos com pequenos ruídos se cochilamos em silêncio. Sobretudo para valores tão artificiais como salário, renda, etc., a régua de medida acaba sendo mesmo a comparação.

Tanto que um dado não comentado nas notícias foi que, no estudo, 70% da inveja nossa de cada dia foi sentida mesmo *off-line* – é no dia a dia que o grosso das comparações ocorre e, assim como nas redes sociais, as viagens alheias são o tema campeão na geração de inveja. Mais interessante ainda foram as diferenças: as mídias sociais não promovem a inveja do sucesso dos amigos, tema muito importante na "vida real" (como Oscar Wilde já sabia, "Qualquer um pode simpatizar com os sofrimentos de um amigo, mas é preciso que de fato se tenha muito boa índole para simpatizar com o sucesso de um amigo"). E o lado bom também não foi ressaltado: o estudo concluiu que o problema é o acompanhamento passivo da vida dos outros, porque quem usa o Facebook para interagir e se comunicar tinha até melhores índices de qualidade de vida.

Então, obviamente, o problema não está nas redes sociais. Na internet, assim como da janela de casa, podemos ficar apenas olhando e comentando a vida dos outros ou, então, podemos buscar construir relacionamentos com aqueles que nos cercam. E isso, já foi provado, é o que torna a vida significativa.

46
CHAMINÉ *VERSUS* MANJEDOURA – A PSICOLOGIA DE UM FELIZ NATAL

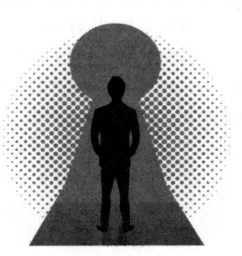

Todo final de ano o tema do Natal se impõe quando se tem uma coluna regular em jornal. E eu nem tento fugir dele. Pois gosto de ritos, pessoal e profissionalmente, e o Natal tem tanta importância na nossa sociedade que vale a pena pensar um pouco sobre ele.

Duvido que você não se enquadre em pelo menos uma (senão em todas) das seguintes categorias, já que pesquisas indicam que existem sete principais atividades e experiências natalinas: 1) passar tempo com a família; 2) participar de atividades religiosas; 3) manter tradições da época; 4) gastar dinheiro com as pessoas comprando presentes; 5) receber presentes das pessoas; 6) ajudar os necessitados; 7) desfrutar dos prazeres da época, como as comidas típicas. Bateu?

No entanto, no meio da ambiguidade desse período, quando nos esforçamos para finalizar logo as coisas que não queremos deixar para o ano seguinte ao mesmo tempo em que tentamos empurrar para o ano que vem aquilo que não queremos resolver já, é possível ter um Natal agradável. Estudando quais dessas atividades apresentam maiores correlações com sentimentos positivos, sentimentos negativos, estresse e bem-estar geral, confirma-se o que o bom senso por si só já nos indica: nessa época, o envolvimento com a família e as atividades religiosas são fatores associados ao bem-estar. Quem se preocupa principalmente com presentes tem menos bem-estar e mais sentimentos negativos, tanto faz se o foco é dar ou receber presentes. Já se concentrar nas tradições, nos banquetes ou no voluntariado não parece alterar significativamente os estados emocionais natalinos.

Celebrar a possibilidade de um mundo melhor, a começar por nossas famílias, é, acredito, o sentido do Natal. O título do texto vem lembrar que o Papai Noel não deve tomar o lugar de Jesus, mesmo para os não cristãos: até mesmo cientistas ateus convictos frequentam atividades religiosas, por motivos semelhantes aos que trazem alegria ao Natal – pela família e pela inserção numa comunidade, ainda que mantendo o ceticismo.

Assim, mesmo para quem não comemora o nascimento de Cristo, sempre me sinto à vontade para desejar um Feliz Natal.

Kasser, T., & Sheldon, K. (2002). What makes for a merry Christmas? *Journal of Happiness Studies, 3*(4), 313-329.
Ecklund, E., & Lee, K. (2011). Atheists and agnostics negotiate religion and family. *Journal for the Scientific Study of Religion, 50*(4), 728-743.

47
A IMPORTÂNCIA DOS AMIGOS (VERDADEIROS)

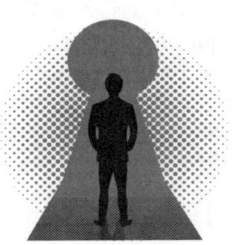

Amigos. Com a tendência de chamarmos de amigos os contatos que temos nas redes sociais, sinto que estamos aos poucos esvaziando a força original desse conceito. Não, eu não sou saudosista nem tecnofóbico. Só acho que a *amizade* é algo valioso demais para esquecermos do que se trata *de verdade*.

Desde Aristóteles até as modernas observações sociológicas, sabemos que existem diferentes tipos e níveis de amizade. Na infância, predominam o que o filósofo grego chamou de *amizades por prazer* – dizemos que são nossos amigos aqueles com quem simplesmente gostamos de estar. Claro que esse elemento prazeroso permanece ao longo da vida, mas sua característica volúvel não permite que as relações nele baseadas sejam profundas. Na outra ponta da vida, também referendado por estudos atuais, está a *amizade por interesse*, quando nossos relacionamentos passam a suprir capacidades que perdemos com a idade. Essa reciprocidade complementar também está presente em todas as fases, mas não é forte o suficiente para criar a amizade verdadeira. Essa é a *amizade segundo a virtude*, na qual os amigos se amam pelo que são, desejam o melhor para o outro sem esperar nada em troca. Ela nasce do conhecimento mútuo, da identificação e da interação repetida. Infelizmente, a ausência pode afastar mesmo amigos de verdade. Por isso, o Facebook não produz – por si só – amigos. Ele pode até ser uma ferramenta útil na manutenção dos relacionamentos, mas não é suficiente.

Por muito tempo, eu não entendi isso. Apesar das ligações afetivas importantes que criei durante a vida, achava que a amizade era uma espécie de feliz acaso: encontrei pessoas com quem me dei bem, compartilhei ideias e me aproximei. Pronto, tenho amigos. Mas não é assim. Como qualquer relacionamento, há que se cuidar das amizades para que elas *permaneçam*. Criar oportunidades para que encontros informais ocorram. Dividir tristezas, alegrias e preocupações. Pedir e oferecer ajuda. Discutir, perdoar. Por isso, vai ficando mais difícil fazer amigos conforme envelhecemos – temos menos tempo, menos oportunidades. No entanto, também é aí que as amizades antigas se solidificam – ficamos mais seletivos.

O grande paradoxo é que, quando consideramos a amizade como um fim em si mesma, sem esperar nada em troca, é que seus *benefícios* aparecem. Hoje ninguém mais questiona o profundo impacto que a amizade tem na saúde, por exemplo. Quem tem amigos é mais feliz, adoece menos, vive mais tempo. Não se sabe ao certo por quê. Uma teoria diz que a rede social ampla aumenta nosso *capital social*, fornecendo-nos mais acesso a recursos de forma geral. Outra acha que a presença de amigos nos torna mais *autodeterminados*, o que nos influencia a ter atitudes mais saudáveis. Há, ainda, o benefício do afeto em si, que promove o bem-estar e afasta a *solidão* – fonte conhecida de estresse e, consequentemente, desgaste do organismo.

PARTE 2

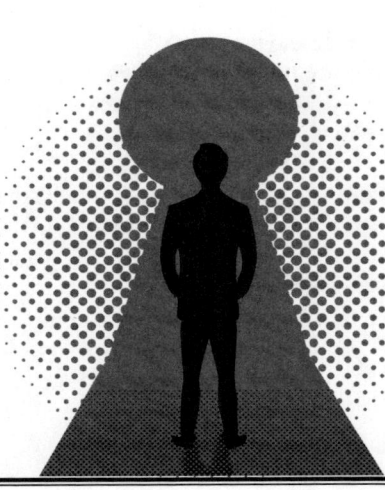

CULTURA

48
ALEGRIAS E TRISTEZAS DE BICHOS E HUMANOS

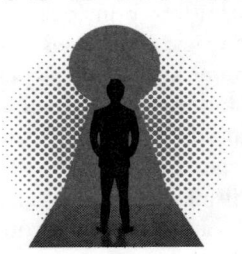

Não sei se você já percebeu como os animais facilitam a conversa. Quando existe um cachorro presente raramente falta assunto para as pessoas, e as relações humanas parecem facilitadas. Se, em vez de um cão, forem duzentos animais selvagens, vários deles ameaçados de extinção, além de uma boa conversa, a situação pode render um bom filme.

Compramos um zoológico, filme do diretor Cameron Crowe com Matt Damon e Scarlett Johansson, retrata essa situação. É a história real do escritor norte-americano Benjamin Mee, que decidiu, junto com a mulher, dois filhos, o irmão e a mãe, comprar um zoológico falido, mudando-se com a família para lá. Durante o processo, logo antes da inauguração, a esposa faleceu de um tumor cerebral, mas o projeto foi em frente, não apenas ressuscitando o zoo, mas dando origem a um livro e posteriormente ao filme homônimo. No filme, a história foi ligeiramente modificada, mas a "essência foi preservada", de acordo com o próprio autor.

Matt Damon está com cara de paizão (às vezes lembra o Philip Seymour Hoffman), e Scarlett Johansson está "tão feia quanto possível", como disse o crítico Luiz Carlos Merten. Melhor, porque assim se presta menos atenção neles e mais nos personagens – pessoas comuns tendo de dar um jeito de lidar com crises universais: sobrecarga de trabalho, orçamento curto, frustrações familiares. É onde entram os bichos.

Embora o efeito terapêutico do contato com animais seja algo intuitivo, trata-se de uma área só recentemente estudada de forma científica. Os benefícios, no entanto, já vêm sendo estabelecidos, e não apenas em relação ao convívio com animais domésticos, mas também com animais de grande porte, sobretudo quando isso implica a aquisição de novas habilidades. Quatro mecanismos principais formam a base teórica para a eficácia dessas intervenções: os animais 1) atuam como mediadores sociais, facilitando a comunicação entre as pessoas; 2) aumentam a autoconfiança e a eficácia do tratamento terapêutico, já que lidar com eles leva à necessidade de realizar tarefas específicas; 3) tornam-se objetos de afeto, ajudando a preencher a necessidade de ligação que todos temos; 4) promovem alterações fisiológicas, tendo sido demonstrado desde redução da pressão arterial até aumento de neurotransmissores.

Fora o item 4, todos os outros estão explícitos em *Compramos um zoológico*. Com destaque para o papel dos animais na interação humana, na bela cena em que pai e filho, que passam o filme todo sem conseguir falar um com o outro, conseguem fazê-lo indiretamente, diante de um tigre à beira da morte.

Talvez não seja uma obra que entre para a história do cinema, mas vale a visita por ser um filme que lida honestamente com o luto, a resiliência e as dificuldades e alegrias de ser gente, ambas amplificadas pelo monte de bichos em volta.

Berget, B., & Olai Braastad, B. (2008). Theoretical framework for animal-assisted interventions – Implications for practice. *Journal of Therapeutic Communities, 29*(3), 323-337.

49
FRUSTRAÇÕES COM A HIPNOSE, DA SUÉCIA AO PARANÁ

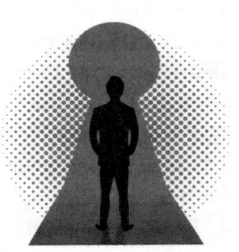

A hipnose forense esteve em alta há alguns anos. O romance *O hipnotista* fez sucesso no Brasil e no mundo em 2011, mesmo ano em que foi reinaugurado um laboratório de hipnose no Instituto de Criminalística do Paraná. Escrito a quatro mãos pelo casal Alexandra e Alexander Ahndoril, o suspense foi fruto da onda do *thriller* escandinavo.

Há alguns anos autores de diversos países do norte da Europa movimentaram o cenário mundial dos romances policiais com histórias cheias de sangue e reviravoltas, ambientadas nas lúgubres paisagens de dias curtos e noites longas. Talvez o ápice do sucesso tenha sido atingido por Stieg Larsson, com sua trilogia *Millennium*, que vendeu dezenas de milhões de livros e foi filmada na Suécia e refilmada em Hollywood.

O hipnotista, no entanto, não faz jus aos seus pares. O argumento é envolvente: uma família é morta de forma brutal a facadas, sobrevivendo apenas um filho adolescente que pode ser uma testemunha valiosa no caso. Como ele está em choque e não consegue falar, é chamado um psiquiatra especialista em trauma que também faz hipnose. Na verdade, não faz mais, pois dez anos antes algo deu errado e o levou a jurar nunca mais hipnotizar alguém; isso muda quando ele pode ajudar, mas algo dá errado novamente. Parece interessante, não? O livro começa bem, envolvente, mas, já no primeiro terço, perde o ritmo, parecendo que falta fôlego aos autores para dar conta das histórias paralelas que se abrem ao longo da trama. No final das contas, as soluções para o enredo são pouco interessantes e geram um contraste em relação à expectativa que a sinopse cria. Enfim, se quiser ler mais descendentes *vikings* depois do Larsson, sugiro garimpar outros títulos (e, se descobrir um bom, indique para mim).

O Brasil, contudo, tem seus próprios hipnotistas. Após dez anos de atividade entre 1998 e 2008, durante os quais foi chamado para auxiliar em mais de 700 casos criminais, o Laboratório de Hipnose Forense do Paraná, que desde então estava desativado, foi reaberto no final de 2011. Hipnotizando vítimas e testemunhas, a proposta é encontrar "indícios para formação de provas". Mas isso funciona?

Antes de serem adotados novas leis ou procedimentos judiciais, acho que deveria ser obrigatório realizar uma pesquisa séria sobre o tema. E as revisões sistemáticas da literatura científica mostram que a hipnose não é um meio confiável de resgatar lembranças. A teoria de que memórias de alguma forma reprimidas poderiam ser acessadas por meio dos estados hipnóticos já foi descartada pelo próprio Freud, e os problemas dessa técnica vêm sendo comprovados ao longo dos anos. Resumidamente, o que ocorre é que a hipnose aumenta o número de lembranças corretas na mesma proporção em que aumenta as falsas memórias, com o agravante de que torna as pessoas mais confiantes nas lembranças mesmo quando estão erradas. Além disso, a tendência a passar a acreditar em algo que foi "lembrado" sob hipnose é tão forte, independentemente da acurácia da recordação, que vários estados norte-americanos proíbem pessoas que foram hipnotizadas de serem ouvidas como testemunhas posteriormente. Há que se ressaltar, no entanto, que algumas técnicas de entrevista usadas pelos hipnólogos podem ser úteis, mas por outras razões: enquanto policiais em geral interrompem o fluxo de ideias na hora de interrogar as pessoas, usam perguntas fechadas (tipo sim/não), induzem respostas e não raro transmitem juízos de valor ao longo do interrogatório, a abordagem do entrevistador afeito à hipnose é em tudo oposta, facilitando o acesso dos sujeitos a suas memórias. Isso sem qualquer relação com um estado de transe hipnótico.

A hipnose funciona para uma série de outras coisas, como controle da dor, relaxamento e até mesmo anestesia cirúrgica. Entretanto, quando o assunto é memória ou romances policiais, sua eficiência ainda está por ser comprovada.

Kebbell, M. R., & Wagstaff, G. F. (1998). Hypnotic interviewing: The best way to interview eyewitnesses? *Behavioral Sciences & The Law, 16(1)*, 115-129.

Erdelyi, M. (2010). The ups and downs of memory. *American Psychologist, 65(7)*, 623-633.

50

MEMÓRIA E ESQUECIMENTO – MITOS E VERDADES NA LITERATURA E NO CINEMA

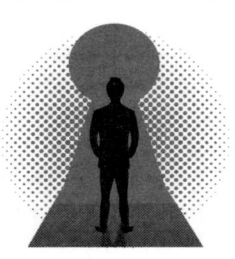

Sabe todos os seus conceitos sobre como a memória funciona? Com o perdão do trocadilho, esqueça-os. Talvez não todos, mas provavelmente boa parte do que você imagina está errado. Duvida? Então diga se você concorda ou não com as quatro afirmações a seguir:

1) Quando uma pessoa sofre de amnésia, normalmente ela não consegue se lembrar de seu nome ou sua identidade.
2) A palavra de uma testemunha honesta, que tem certeza do que viu, poderia bastar para condenar alguém judicialmente.
3) A memória humana funciona aproximadamente como uma câmera, gravando sons e imagens do que acontece para que possamos posteriormente revê-los.
4) Uma vez que algo tenha sido gravado na memória, essa lembrança não se modifica mais.

E, então, qual o escore? Com quantas você concorda? Se acredita que qualquer uma delas está certa, errou. Todos os conceitos são incorretos. Talvez o único consolo é que você não está sozinho: entre 1.500 norte-americanos de todas as camadas sociais entrevistados, 82,7% acreditavam na primeira frase, 37,1% na segunda, 63% na terceira e 47,6% na quarta. E a ficção é em grande parte culpada por isso.

Poucos sintomas neuropsiquiátricos são tão caros ao cinema e à literatura como a amnésia, mas poucos são tão distorcidos. A história típica é a de uma pessoa que leva uma pancada na cabeça, esquece de tudo, inclusive de quem ela é, e só ao levar uma segunda pancada recupera a memória. No entanto, na verdade traumatismos cranianos raramente produzem essa amnésia total. Ela até pode acontecer diante de traumas psíquicos, mas é raríssima, e obviamente não pode ser revertida com outra pancada. Já a ideia de que temos uma filmadora na cabeça, registrando tudo e guardando em arquivos que podemos, depois de um tempo, acessar, tem grande apelo justamente pela metáfora tecnológica. Mas não é assim que funciona: quando lembramos de algo, reconstruímos a cena. Guardamos apenas alguns elementos-chave, repletos de lacunas que só são preenchidas pelo cérebro na hora de reencenar a lembrança. Por isso mesmo existem muitas distorções: o contexto em que estamos, as dicas que usamos para lembrar, as expectativas envolvidas, tudo isso influencia nessa reconstrução, podendo levar até mesmo à formação de falsas memórias.

Estive pensando nisso enquanto lia o excelente livro *Antes de dormir* (Editora Record), aclamado romance de estreia de S. J. Watson. Ele também usa um conceito incorreto sobre a memória: uma mulher acorda a cada dia sem se lembrar de nada. Exatamente como Drew Barrymore em *Como se fosse a primeira vez*. Entretanto, não se trata de uma comédia romântica, e sim de um suspense tão envolvente que percorri as quatrocentas páginas em quatro dias. A criativa estrutura do livro nos coloca na perspectiva da narradora, inicialmente no dia de hoje, quando ela recupera um diário que vinha fazendo há algumas semanas. A segunda parte se constrói toda sobre o diário, que lemos junto com a protagonista, descobrindo com ela o que está acontecendo. Na última parte, voltamos para o dia de hoje, após terminar de ler as anotações. Só que ao longo das páginas as dúvidas foram se acumulando, pois, sem ter memórias sobre as quais construir o conhecimento, ficamos, narradora e leitores, à mercê do que os outros lhe contavam e do que ela conseguiu escrever. Nem tudo é o que parece e, ao comparar as versões, ela vai depurando a história, construindo uma trama que não nos deixa fechar o livro antes do fim. Difícil falar mais alguma coisa sem estragar as surpresas.

Como muitas obras de ficção, esse livro abusa da liberdade poética para tecer sua história, cometendo alguns equívocos graves em relação à memória. No entanto, é tão bem escrito que, novamente com o perdão do trocadilho, são falhas que valem a pena esquecer.

Simons, D. J., & Chabris, C. F. (2011). What people believe about how memory works: A representative survey of the U.S. population. *PloS One, 6*(8).

51

CRIANÇAS PSICOPATAS NA VISÃO DE MACHADO DE ASSIS E GUIMARÃES ROSA

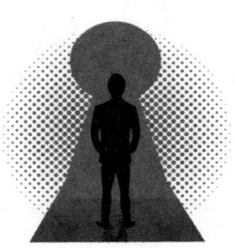

Seu filho pequeno pode ser um psicopata? Seu sobrinho, seu irmãozinho? O tema é controverso, mas tem importância clínica e social.

A discussão central é: 1) é possível estabelecer esse diagnóstico em crianças pequenas, já que nelas múltiplos sintomas se misturam, dificultando uma classificação precisa? e 2) existem mesmo crianças tão más que chegam a ser incorrigíveis? Para discutir o tema, hoje não recorrerei à literatura técnica, mas aos dois maiores escritores brasileiros de todos os tempos.

Para mostrar a dificuldade diagnóstica, chamo Machado de Assis. Em seu conto *Verba testamentária*, ele descreve uma criança com comportamento tão ruim que só consegue atribuí-lo a uma doença:

> Sim, leitor amado, vamos entrar em plena patologia. Esse menino que aí vês [...] não é um produto são, não é um organismo perfeito. Ao contrário, desde os mais tenros anos, manifestou por atos reiterados que há nele algum vício interior, alguma falha orgânica. Não se pode explicar de outro modo a obstinação com que ele corre a destruir os brinquedos dos outros meninos [...]. Menos ainda se

compreende que, nos casos em que o brinquedo é único, ou somente raro, o jovem Nicolau console a vítima com dois ou três pontapés; nunca menos de um.

A rua em que ele residia contava um sem-número de caras quebradas, arranhadas, conspurcadas. As coisas chegaram a tal ponto que o pai resolveu trancá-lo em casa durante uns três ou quatro meses.

"Mas nem admoestações, nem castigos, valiam nada. O impulso interior do Nicolau era mais eficaz do que todos os bastões paternos". Com o tempo, o menino cresceu, e seu comportamento passou a revelar sinais de depressão: "A doença apoderara-se definitivamente do organismo. Nicolau ia, a pouco e pouco, recuando na solidão". Até que a moléstia foi "descoberta; era um verme do baço". Logo "a secreção do baço tornou-se perene, e o verme reproduziu-se aos milhões" até que ele morreu: "Quis ele deixar-se morrer? Assim se poderia supor, ao ver a impassibilidade com que rejeitou os remédios dos principais médicos da corte".

Claro que a depressão não é causada por um verme no baço, mas a questão levantada no conto é de que, mesmo com um comportamento tão disfuncional, no fim das contas o pequeno Nicolau talvez não fosse um psicopata mirim, mas apresentasse sinais de depressão, que na criança não são facilmente identificáveis.

Entretanto, existem, sim, crianças muito más. Cruéis e incorrigíveis. Chamo agora o médico Guimarães Rosa, que descreve, em *Grande sertão: veredas*, outro menino mau.

Pois essezinho, essezim, desde que algum entendimento alumiou nele, feito mostrou o que é: pedido madrasto, azedo queimador, gostoso de ruim de dentro do fundo das espécies de sua natureza. Em qual que judia, ao devagar, de todo bicho ou criaçãozinha pequena que pega; uma vez, encontrou uma crioula benta-bêbada dormindo, arranjou um caco de garrafa, lanhou em três pontos a popa da perna dela. O que esse menino babeja vendo, é sangrarem galinha ou esfaquear porco. – "Eu gosto de matar..." – uma ocasião ele pequenino me disse. Abriu em mim um susto; porque: passarinho que se debruça – o voo já está pronto! Pois, o senhor vigie: o pai, Pedro Pindó, modo de corrigir isso, e a mãe, dão nele, de miséria e mastro – botam o menino sem comer, amarram em árvores no terreiro, ele nu nuelo, mesmo em junho frio, lavram o corpinho dele na peia e na taca, depois limpam a ele do sangue, com cuia de salmoura.

Aqui a conclusão do sertanejo mostra o niilismo que surge diante de crianças muito más; ao dizer que, quando o passarinho se debruça, o voo já está pronto, fica patente que, independentemente das correções – até brutas – dos pais, o menino se encaminhava, inexoravelmente, para a maldade.

Os dois escritores nos confirmam, então, que 1) estabelecer diagnósticos em crianças é difícil – pois os comportamentos são muito variáveis – e também temerário – pois pode representar um estigma impossível de se remover, selando seu destino, e que 2) existem mesmo crianças que parecem predestinadas para a maldade, para as quais não há correção ou tratamento possível. No entanto, como as pesquisas mostram que 50% das que têm comportamentos antissociais acabam melhorando com o tempo, vale a pena manter a esperança, pois parece que só metade dos passarinhos que se debruçam acabam mesmo decolando.

52
ESQUIZOFRENIA E OS AVIÕES QUE NÃO CAEM

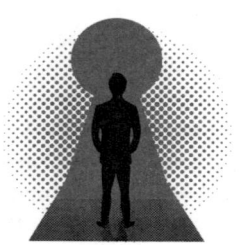

Ah, a imprensa. Adoramos culpá-la por tudo de ruim que vemos na mídia. Do sensacionalismo à manipulação, tendemos a concordar com Balzac, que disse que "Se a imprensa não existisse, seria preciso não inventá-la". Claro que não é bem assim, já que a imprensa livre é um dos pilares fundamentais da sociedade democrática. No entanto, quando conseguimos identificar problemas específicos, é importante apontá-los. É o que ocorre com a esquizofrenia.

Num estudo publicado por pesquisadores brasileiros, levantou-se a ocorrência de palavras como "esquizofrenia", "esquizofrênico" e "esquizofrênica" nos principais veículos de jornalismo impresso do País em 2008 e 2011. Nas bases de dados consultadas, os termos ocorreram 229 vezes. Classificados em três tipos de ocorrência (médico-científica, policial ou metafórica), eles se distribuíram de forma mais ou menos homogênea, um terço em cada categoria. Sob a capa dessa distribuição aparentemente equilibrada, no entanto, escondem-se algumas distorções importantes.

Em primeiro lugar, esquizofrenia é um diagnóstico médico, e esquizofrênicos são os pacientes que apresentam tal diagnóstico; seu uso como metáforas para "absurdo", "incoerente" ou "contraditório", sobretudo em notícias de política e economia, é uma apropriação indevida e, pior, carregada de valoração negativa. Em segundo vem o fato de que já se sabe extensamente que a maioria dos pacientes psiquiátricos, esquizofrênicos ou não, não é violenta e que os crimes que assustam a sociedade são quase sempre cometidos por pessoas sem doença mental. Dessa forma, o fato de um terço das ocorrências do termo aparecer nas notícias policiais reflete – e reforça – um preconceito infundado que associa doença mental a violência. Tal preconceito talvez explique por que os pacientes foram retratados de forma negativa em 93% das notícias de 2011 e em 100% das de 2008.

Numa cobertura isenta de vieses, a palavra "esquizofrenia" deveria ocorrer muito mais em notícias médico-científicas do que em outras categorias. Mas, infelizmente, centenas de pacientes terem alta hospitalar por melhora do seu quadro não é notícia, mas, se um deles mata alguém, a manchete é garantida. Se é verdade que no jornalismo a gente nunca lê sobre um avião que não caiu, é hora de mostrarmos que aviões com problemas também podem voar alto.

Guarniero, F. B.,Bellinghini, R. H., & Gattaz, W. F. (2012). O estigma da esquizofrenia na mídia: Um levantamento de notícias publicadas em veículos brasileiros de grande circulação Revista de Psiquiatria Clínica, 39(3), 80-84.

53

NEUROBULLSHIT – COMO EVITAR QUE OUVIDOS SEJAM PENICOS

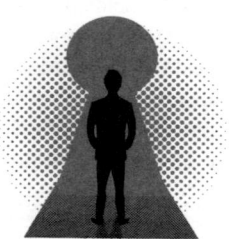

> Um dos traços mais notáveis de nossa cultura é que se fale tanta merda. Todos sabem disso. Cada um de nós contribui com sua parte. Mas tendemos a não perceber esta situação. (Harry Gordon Frankfurt, 1986)
>
> A fim de aumentar a consciência pública sobre os benefícios a serem obtidos pela pesquisa sobre o cérebro, o Congresso designou a década que se inicia em 1º de janeiro de 1990 como a "Década do Cérebro". (George Bush, pai, 1990)

Depois da neuroeconomia, do neuromarketing, da neuroética, da neuroestética, proponho oficialmente a criação da *neurobullshit*. Li recentemente o ensaio *On bullshit* (*Sobre falar merda*, Editora Intrínseca, 2005) e percebi que esse fenômeno descrito pelo filósofo Harry Frankfurt no final dos anos 1980 antecipava exatamente o que viria a acontecer pouco depois com as neurociências. Finda a década do cérebro, nunca se falou tanta bobagem sobre o tema.

O essencial sobre a *bullshit*, Frankfurt teoriza, não é que se trate de mentiras deliberadas, nem tentativas de enganar. O ponto é que a "bullshitagem" (como já ficou conhecida no português informal) dá de ombros para a verdade. Se é mentira ou não pouco importa, porque o "bullshiteiro" (vocábulo corrente em agências de propaganda) quer mesmo é passar uma determinada impressão sobre si, seja de importância, de sabedoria, etc. É aí que entra a *neurobullshit* – independentemente do rigor das pesquisas científicas citadas, mesmo se os resultados precisarem ser distorcidos para caber no discurso, acrescentar o prefixo "neuro" traz um ar de seriedade, sofisticação e modernidade quase irresistíveis. Daí que jornalistas, blogueiros, palestrantes, médicos, pedagogos, todos queiramos entrar para o clube do cérebro – já que está todo mundo nessa onda, não posso ficar de fora. Como ensina Frankfurt, no entanto, "a produção de merda é estimulada sempre que as obrigações ou oportunidades que uma pessoa tem de se manifestar sobre algum tópico excederem seu conhecimento dos fatos pertinentes".

Lendo cerca de 3 mil notícias publicadas nos principais jornais do Reino Unido durante a "Década do cérebro", entre os anos de 2000 e 2010, cientistas encontraram três grandes grupos de distorções nos artigos sobre neurociências: 1) tratar o cérebro como um capital – o órgão é retratado nessas notícias como um bem a ser trabalhado, aumentando seu poder e nos dando vantagens diversas; 2) usar as pesquisas como meio de segregação – diferenças entre cérebro de gordos e magros, criminosos e cidadãos de bem, homens e mulheres são relatadas como fatos, distorcendo o significado real das pesquisas; 3) invocar o cérebro como prova biológica – a subjetividade humana ganha um *status* de "real" e "natural" quando alocada no cérebro, por vezes justificando fenômenos como preconceito, teimosia e até mesmo a maldade, como se fossem biologicamente determinados. Na maioria das vezes, as notícias eram a definição acabada de *bullshit*: indiferentes à correta interpretação dos dados, estavam mais preocupadas em produzir manchetes vistosas pincelando verniz de ciência do que em relatar a verdade dos fatos.

Ocorre que as pesquisas em neurociências são em sua maioria muito complexas, cheias de detalhes técnicos, tornando difícil sua interpretação mesmo por cientistas que não dominem a técnica específica usada nesse ou naquele artigo. Imagine a dificuldade de tradução para o público leigo.

Isso não quer dizer que tais pesquisas não devam ser levadas ao conhecimento geral. Ao contrário: a sociedade tem desejo cada vez maior por notícias sobre neurociências. Só que precisa ser informada com qualidade. Se, em vez de nos contentarmos com as manchetes fáceis sobre o cérebro, procurarmos obter maior rigor na informação que nos apresentam, forçando as nossas fontes a estudar mais seriamente o tema, com certeza reduziremos o espaço para a *neurobullshitagem*, pois, como bem diagnostica o ensaio de Frarkfurt: "É inevitável falar merda toda vez que as circunstâncias exijam de alguém falar sem saber o que está dizendo".

O'Connor, C., Rees, G., & Joffe, H. (2012). Neuroscience in the public sphere. *Neuron, 74*(2), 220-226.

54

LUZ SOBRE A LOUCURA

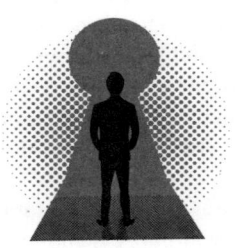

Na minha época de faculdade, o ilustre professor Hélio Elkis, referência no estudo da esquizofrenia, passava para os alunos alguns trechos do perturbado(r) filme *O inquilino*, de Roman Polanski. Muito tempo depois caiu-me nas mãos o livro, lançado no Brasil em 2013. Trata-se da história de um rapaz que, após mudar-se para o apartamento de onde a antiga moradora saltara pela janela, progressivamente vai se convencendo de que os vizinhos estão mancomunados num plano para também levá-lo ao suicídio, fazendo-o enlouquecer. Só fui assistir ao filme de Polanski inteiro no início da minha especialização em psiquiatria, por recomendação dos professores, justamente pela descrição – em primeira pessoa – da perda gradual do contato com a realidade. Num primeiro surto psicótico, a angústia e a perplexidade vêm da sensação de que está tudo muito estranho, até que o delírio se instala definitivamente, e o paciente "compreende tudo" – são os vizinhos que o estão espiando e tramando para matá-lo, ou coisas do gênero. Paradoxalmente, a angústia da não compreensão do que está acontecendo diminui, pois agora ele "sabe" qual é o problema, mas a raiva aumenta diante da indignação com a injustificável perseguição.

    Norte-americanos publicaram, no início da década de 2010, um estudo grande, com quase quinhentas pessoas em primeiro surto psicótico (o que é difícil conseguir, pois normalmente os pacientes chegam até os centros de pesquisa já com anos de história da doença). O objetivo era saber se os delírios podiam fazer os pacientes se tornarem violentos. O relato de episódios de agressão durante os doze meses anteriores ao início do tratamento, na presença de sintomas psicóticos, revelou que não são as ideias irreais que fazem, por si sós, aumentar o risco de violência dos pacientes. O que ocorre, e que tanto o filme como o livro descrevem bem, é que três categorias comuns de sintomas – a sensação de estar sendo espionado, perseguido e a existência de uma conspiração contra si – geram raiva em quem os experimenta, podendo levar a alguma reação contra os supostos perseguidores. Nesse estudo, 12% dos pacientes se envolveram em violência grave.

Por acaso ou não, esses três sintomas ocorrem com o infeliz protagonista de *O inquilino*. Sua reação, contudo, é menos explosiva do que poderia, até por seu temperamento pacato prévio, que a narrativa mostra com bastante coerência ao longo da história. É por essa e por outras que a arte é uma ferramenta preciosa para todos os que lidam com a doença mental – é das melhores formas, e talvez uma das únicas, de se conhecer o sofrimento psíquico dos pacientes de uma perspectiva interna.

Coid, J. W., Ullrich, S., Kallis, C., Keers, R., Barker, D., Cowden, F., & Stamps, R. (2013). The relationship between delusions and violence: Findings from the East London First Episode Psychosis Study. *JAMA Psychiatry* , 70(5), 465-471.

55
A COMPLEXA VIOLÊNCIA

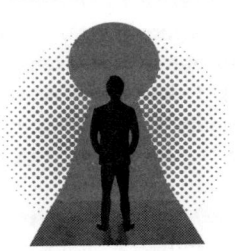

"Um bom assassinato, um legítimo assassinato, um belo assassinato" – declara o policial a repórteres – "Tão belo quanto era de se desejar".

A frase faz parte da peça *Anatomia Woyzeck*, que fecha a trilogia da violência da Cia Razões Inversas. Nela, talvez até mais do que em *Agreste* ou *Anatomia Frozen*, vê-se como a violência é um fenômeno complexo e que resiste a explicações simplistas.

O texto da peça inacabada de Georg Büchner – considerada uma das mais importantes do teatro do século XIX – foi inspirado pelo caso real do soldado Johann Christian Woyzeck, que assassinou sua companheira e mãe de seu filho, em 1821, na cidade de Leipzig. Preso, logo foi alegada insanidade mental por sua defesa, levando o caso a se arrastar por dois anos entre avaliações e laudos psiquiátricos. Dos médicos locais até a Faculdade de Medicina da Universidade de Leipzig, muito se debateu sobre a causa do homicídio e a responsabilidade de Woyzeck, até que, a despeito de um quadro psicótico, ele foi executado.

No entanto, a riqueza da peça, preservada na presente montagem, consiste em não reduzir a discussão a relações de causa e efeito. A violência cometida pelo protagonista já quase no final do espetáculo é só mais uma no meio de tantas que cercam sua vida, desde a subtração de sua autonomia

– como soldado ou como cobaia de experiências médicas – até o fascínio com que o crime é escrutinado pela sociedade. O mundo é violento. Ponto.

Psicótico ou não, responsável ou não, a dramatização do caso Woyzeck levanta questões profundas sobre a violência como produto de si mesma, indo além do universo da loucura. Menos do que o quadro clínico, é a perturbação que fica em primeiro plano, representada pela narrativa fragmentada da peça, pela sucessão de cenas em ordem não cronológica e pelo revezamento que os atores fazem em cena. O desconforto que se cria no espectador consegue dar uma ideia de quão perturbado estava Woyzeck, levando a pensar quem, sendo ou não louco, não se tornaria violento naquela situação.

Beckenkamp, J. (2006). A questão da imputabilidade jurídica entre Racionalismo e Romantismo. *Dissertatio, 24*, 105-115.

56

DOENÇAS, IDENTIDADES E CONFLITOS DE GERAÇÃO EM LENTE DE AUMENTO

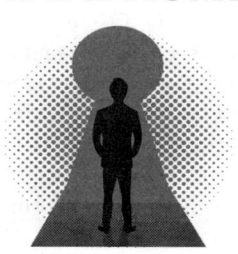

Casais que não conseguem engravidar e recorrem a clínicas de fertilização podem submeter os embriões produzidos *in vitro* a exames diagnósticos para selecionar quais implantar – ou não – no útero. Se, por si só, esse procedimento levanta algumas questões éticas, imagine saber que ele é utilizado às vezes para escolher justamente embriões que apresentem deficiências. Pais com determinados problemas que não querem ter filhos distantes de seu mundo eventualmente optam por ter filhos com as mesmas deficiências que eles, por mais estranho que isso nos pareça.

Proibida em alguns países, realizada na surdina em outros, essa prática revela o que Andrew Solomon aponta em seu livro *Longe da árvore* (Cia das Letras): "Tendo acesso à tecnologia reprodutiva, podemos determinar que tipo de criança nos faria felizes e que tipo de criança nós faríamos feliz. Seria irresponsável evitar essa conjectura, e seria ingênuo supor que ela vai além de uma conjectura".

Conhecido mundialmente por sua descrição da depressão vista pelo lado de dentro no já clássico *O demônio do meio-dia*, Solomon busca, nesse novo livro, compreender a relação entre pais e filhos. E o faz também por uma perspectiva interna, a partir da diferença, já que, normalmente, "A fruta não cai longe do pé". No entanto, o livro investiga aqueles frutos que caíram longe da árvore, filhos que, sendo de várias maneiras diferentes de seus pais, desafiam-nos a um amor de outra dimensão. Autistas, surdos, esquizofrênicos, gênios, delinquentes, anões, deficientes físicos, transgêneros, crianças concebidas por estupro ou com síndrome de Down, pessoas cujas características principais não são a continuidade visível da geração anterior, obrigam seus pais a os amar apenas pelo que são, em vez de amar o que veem de si mesmos na prole, compreende Solomon.

Os 10 temas são tratados mesclando as extensas entrevistas feitas pelo autor com famílias afetadas em diversos graus por essas condições e suas próprias digressões, embasadas em pesquisa sólida e profunda. São histórias em que os filhos, em vez de manter a "identidade vertical", parecidos com os genitores, desenvolvem "identidades horizontais", nas quais seus semelhantes não são parentes, mas pessoas com as mesmas deficiências oriundas de outras famílias. São várias as questões postas nessas circunstâncias: além do desafio do amor paterno, o problema das minorias volta em todos os capítulos, pondo em xeque os limites que separam uma doença de uma identidade pessoal. Nessa linha, deparamo-nos com o paradoxo de oferecer garantias aos deficientes ao mesmo tempo em que aceitamos plenamente suas características – paradoxo porque, retirando-lhes o estatuto de diferentes, como garantir-lhes privilégios? E mantendo os privilégios, como integrá-los plenamente? Os *insights* do autor sobre tais problemas marcam mais presença no primeiro e no último capítulos, centrados menos nas reportagens e mais no ensaio, refletindo as conclusões de quem, durante ao menos dez anos, se debruçou sobre o tema. Quando discorre sobre sua experiência como filho, disléxico e homossexual, e posteriormente como pai num casamento *gay*, Solomon entremeia a reflexão sobre suas vivências com relatos de pessoas lançadas nas mais diversas situações extremas.

Pode-se perguntar por que esses casos "excepcionais" interessam a todos. A resposta é fácil. Em primeiro lugar, porque a exceção é a regra para quem se dispõe a prestar um pouco de atenção à sua volta. Mas, além disso, à maneira dos neurologistas que examinam patologias específicas para elucidar o funcionamento do cérebro normal, Solomon consegue lançar luz sobre a natureza de todo relacionamento pai-filho ao se voltar para relações tão especiais entre cria e criador.

57

SE BEBER,
NÃO SALVE A RAINHA

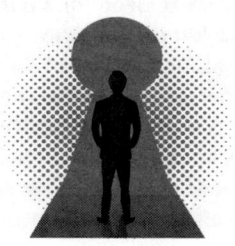

– Meu nome é Bond. James Bond... E eu tenho problemas com a bebida.
– Bem-vindo, James Bond!

Essa improvável abertura de uma reunião dos alcoólicos anônimos no Reino Unido viria bem a calhar no caso do famoso espião com licença para matar. De acordo com um divertido estudo publicado na terra da rainha, a quantidade de álcool ingerida por Bond traria riscos de depressão, cirrose, hipertensão arterial e até impotência a uma pessoa real.

Ao longo dos quatorze livros protagonizados por ele, 123,5 dias são retratados e, em 87,5 deles, o agente secreto tinha acesso a bebidas (nos outros estava preso ou hospitalizado). Os autores calculam que ele tenha ingerido 1.150,15 unidades de álcool (cada unidade é equivalente a 10 mL de álcool puro). Dos dias em que poderia ter bebido, Bond manteve abstinência em apenas 12, atingindo a média de 13 unidades de álcool consumidas por dia – para dar uma ideia, uma garrafa inteira de vinho tem 3 unidades aproximadamente, e uma dose de destilado, 1,5 unidade.

Indo mais longe, os pesquisadores aplicaram a ele o questionário CAGE, que, em quatro perguntas rápidas, indica a chance de a pessoa ter problemas com a bebida. São elas: Você já sentiu que tinha que reduzir o quanto bebe? Você se incomoda quando as pessoas criticam seu hábito de beber? Você se sente culpado pelo tanto que bebe? Você tem de beber logo cedo para se acalmar ou reduzir a ressaca? A partir de duas respostas positivas, é recomendado procurar um tratamento para identificar o tamanho do problema, e, nos livros de Bond, os autores identificaram pelo menos três respostas positivas. O pior é que, em várias ocasiões, ele bebia e saía dirigindo, sofrendo um acidente que o deixou duas semanas num hospital na história *Cassino Royale*, ao se envolver numa perseguição após beber 39 unidades de álcool.

Claro que a análise de personagens é mais um exercício teórico do que uma tentativa de diagnóstico séria. Como tive o privilégio de escrever com o colega Táki Cordás no prefácio do livro *Personagens ou pacientes? Clássicos da literatura mundial para refletir sobre a natureza humana* (Artmed, 2014), no qual convidamos vários profissionais da saúde mental para analisar romances, contos, poemas e até quadrinhos. "Por serem obras de arte é claro que não se espera delas [...] uma descrição clínica precisa. Mas, ecoando Freud, essa abordagem – ainda que imprecisa – é inescapável ao profissional de saúde mental pela ampliação da visão que nos possibilita." Nessa linha, o caso de James Bond é interessante, já que nos faz lembrar que pessoas com grande necessidade de adrenalina como ele têm um perfil de risco para dependências químicas em geral. Por mais que as admiremos, não custa estar atento.

Johnson, G., Guha, I. N., & Davies, P. (2013). Were James Bond's drinks shaken because of alcohol induced tremor? *BMJ, 347*.

58
A LINGUAGEM DO *JAZZ*

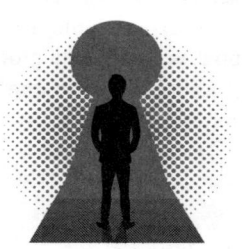

Perguntaram a Louis Armstrong, certa vez, o que era *jazz*. "Se você tem que perguntar, você não irá compreender", teria respondido o trompetista.

Não contentes com a resposta de Armstrong, alguns neurocientistas organizaram uma *jam session* bem especial, dentro de um laboratório de neuroimagem. Enquanto um músico ficava dentro do aparelho de ressonância magnética com um teclado, outro ficava do lado de fora, e ambos entravam num jogo de improviso conhecido como "trading fours", praticamente um diálogo musical, em que um "fala" e outros "respondem", e assim por diante.

As imagens mostraram que as áreas da linguagem, normalmente associadas à fala e sua compreensão, foram intensamente ativadas nos músicos. Isso levou os cientistas a comprovar que o improviso é realmente uma forma de comunicação entre os jazzistas, que constroem seus solos como nós – reles mortais – construímos nossas frases. Diferentemente de quando falamos, no entanto, a área semântica (ou seja, ligada aos significados) do cérebro dos músicos ficava menos ativada, como se a música fosse pura gramática.

Tamanho exercício cerebral pode ser uma das explicações possíveis de por que aprender a tocar um instrumento reduz o risco do desenvolvimento de demências. Recentemente um grupo de músicos idosos foi comparado a não músicos com relação à manutenção de suas capacidades cognitivas. Sendo tudo o mais igual, inclusive saúde geral e atividade física, os músicos apresentam fluência, memorização e recordação em tarefas verbais, capacidades visuoespaciais e destreza motora melhores. Quanto mais cedo tinha sido o aprendizado, maiores os benefícios, mas esses também aconteciam em quem aprendia o instrumento mais tarde.

No fim das contas, como disse Duke Ellington, um dos maiores expoentes do *jazz*, "Existem apenas dois tipos de música. Música boa e o outro tipo".

Hanna-Pladdy, B., & Gajewski, B. (2012). Recent and past musical activity predicts cognitive aging variability: Direct comparison with general lifestyle activities. *Frontiers in Human Neuroscience, 6.*

Donnay, G. F., Rankin, S. K., Lopez-Gonzalez, M., Jiradejvong, P., & Limb, C. J. (2014). Neural substrates of interactive musical improvisation: An FMRI study of 'trading fours' in jazz. *PloS One, 9*(2).

59
RINDO DA PRÓPRIA DESGRAÇA

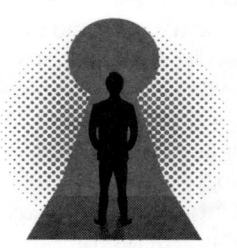

Andei por uns tempos pensando em fazer uma apresentação de *stand-up*. Seria chamada *Stand Upsi*, ou algo assim, recheada com piadas sobre como as pessoas reagem (mal) quando falo que sou psiquiatra. Começaria dizendo que, mesmo com problemas graves, as pessoas preferem mudar de religião a consultar um psiquiatra. Várias vezes. Mostraria o lado irônico dos preconceitos que enfrento e vejo meus pacientes enfrentarem. Reuniria causos vividos na prática profissional, que transitam entre o trágico e o cômico, dependendo de quanto o público bebeu. Mas fui dissuadido pelos meus pares. O argumento que matou a ideia só poderia ter vindo de um patologista. Em tempos de redes sociais e celulares que filmam, o risco de ver uma declaração retirada do contexto viralizando na internet não valia a pena. Já podia ver o título do vídeo no YouTube: "Psiquiatra quebrando sigilo médico e tirando sarro dos seus pacientes".

Pena, porque o humor é uma ferramenta excelente para a psiquiatria. E vice-versa. Desde a residência médica, por exemplo, colegas já diagnosticavam a ironia como meu mecanismo de defesa. Autoironia, inclusive. Ou principalmente. Rir, afinal, é também uma maneira muito eficaz de lidar com o estresse. Funciona como uma espécie de amortecedor, aliviando o impacto das pressões da vida. Além disso, há um paralelo entre a terapia e as piadas: estas mostram outro lado das coisas, revelando ângulos inusitados que divertem ao nos pegar de surpresa. Essa mudança de perspectiva é exatamente o que muitas vezes se busca no trabalho terapêutico. Sem contar que rir melhora o humor.

A escritora Jenny Lawson sabe disso. Ela tem muita experiência com a psiquiatria e consegue fazer rir contando histórias horríveis. No entanto, ela está do lado de lá da mesa: é portadora de transtornos mentais, como ela mesma gosta de frisar. "Transtorno mental", diz ela, "É uma expressão que costumava me dar medo, mas que passei a usar como um casaco velho – confortável, porém feio". Sofrendo com uma ansiedade muitas vezes paralisante, apresentando fases depressivas graves, lutando contra impulsos de automutilação, certo dia ela se cansou de apenas ficar triste. E lançou o movimento #furiouslyhappy, ou *Alucinadamente feliz*, título de seu livro lançado no Brasil pela Intrínseca.

Por mais contraditório que pareça, mesmo girando em torno das agruras de uma vida cercada de problemas sérios, é o livro mais engraçado que já li. Só lembro de ter rido alto, sozinho, quando ainda era adolescente e meu pai me apresentou o Luis Fernando Verissimo em sua melhor forma (e também com os livros do Calvin e Haroldo, até hoje para constrangimento de minha esposa). Não dá para reproduzir as piadas de Lawson aqui – seu estilo, não só as anedotas, é o que leva às gargalhadas. O jeito com que lida com os medicamentos que tem de tomar, a forma como descreve as discussões com o seu paciente marido, até a inclusão de transcrições que faz das consultas com sua psiquiatra mostram uma disposição para rir da própria vida, mesmo quando ela está de ponta-cabeça. Ela sabe que a depressão mente e que o cérebro doente tenta enganá-la, levando-a a desistir do tratamento muitas vezes, mas se lembra, então, de como a vida pode ser ainda pior sem ele. E se obriga a continuar. E a rir.

Não é autoajuda barata. Está mais para autocrítica. Ela confessa que tem horas em que não consegue dar risada de nada, ou horas em que se fere ou em que se esconde – literalmente – embaixo da mesa. No entanto, com tantos anos enfrentando essa luta, sabe que os vales não duram para sempre e se lembra de quando conseguia rir. Por isso, ela vive alucinadamente feliz sempre que pode. Além de afugentar a tristeza, cultivar a alegria a leva a criar novas boas memórias, que serão importantes no futuro para ajudar a atravessar a próxima fase triste.

Pensando bem, não é muito diferente da vida de todos nós, é?

60
NÃO ENTRE EM PÂNICO! – O FIM DOS LIVROS E *O GUIA DO MOCHILEIRO DAS GALÁXIAS*

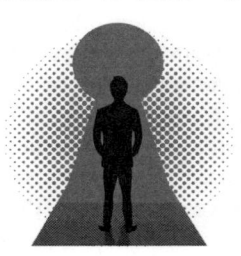

Imagine um livro que fosse no formato de um pequeno e flexível computador, com tela no lugar de páginas e uma capa de plástico. Agora imagine que seu conteúdo abrangesse todo o conhecimento disponível e que, apesar de haver alguns funcionários e colaboradores fixos dessa enciclopédia, qualquer pessoa pudesse contribuir para os verbetes, atualizados por meio de uma rede. Não, não estamos falando de *iPads* e Wikipedias. Estamos falando de um tempo em que isso era ficção científica; das boas.

No final da década de 1970, o escritor Douglas Adams escreveu a série *O guia do mochileiro das galáxias*. Tal guia tinha na capa o *slogan*: "Não entre em pânico!", e sempre trazia conselhos aos personagens envolvidos nas mais improváveis situações, que, se não eram úteis, eram ao menos bastante divertidos. Concebida como trilogia, a série chegou a cinco livros escritos por Adams, falecido em 2001. Após quase vinte anos da publicação do último livro, a viúva de Adams autorizou Eoin Colfer (autor dos livros da série *Artemis Fowl*) a escrever uma continuação, publicada no Brasil em parceria pela Record e a Arqueiro (selo literário da Sextante) com o título *E tem outra coisa...*.

Colfer resgata os personagens e mantém o ritmo tresloucado da série, recheando a trama de menções aos livros anteriores. Como neles, a história é entremeada por transcrições literais dos verbetes do *Guia*. Apesar de o autor abusar um pouco deles, não chega a comprometer o desenrolar da história. Embora seja um livro de humor, sem pretensões proféticas, creio que acerte numa previsão quando um dos personagens diz: "Li sobre isso numa coisa que tem páginas. Um negócio antigo, onde você vira páginas". Acho que é esse o destino dos livros. Note que no trecho fica claro que eles não desapareceram totalmente; estão por aí, o personagem até já leu um, mas não são mais a fonte primária de informação.

Sustenta essa perspectiva uma pesquisa realizada pela Universidade Johannes Gütemberg de Mainz, Alemanha, em parceria com uma empresa de *marketing* daquele país. Entre os voluntários, vinte tinham uma média de idade de 26 anos e dez, uma média de 64 anos. Eles foram convidados a ler nove textos, três num *iPad*, três num Kindle (*e-book* da Amazon) e três em papel, com diferentes níveis de complexidade. Além de testes de compreensão e fixação de conteúdo, os sujeitos foram submetidos a eletrencefalograma (EEG) e rastreamento de movimento dos olhos.

Embora quase todos dissessem, numa avaliação subjetiva, que preferiam ler em papel, não houve diferença quanto à compreensão e fixação das informações em qualquer dos suportes, em ambas as faixas etárias. O EEG mediu as variações de ondas Theta, que refletem esforço cognitivo ou estresse, e, surpreendentemente, houve menos variação na leitura do *iPad*, indicando menor esforço cognitivo nessa tarefa. O movimento dos olhos – que tende a ser mais lento em leituras mais trabalhosas – não mostrou diferença entre aparelhos ou grupos. Outra diferença inesperada foi a de que, nos mais idosos, a leitura em *tablet* foi mais rápida do que em *e-book* ou papel, sem prejuízo de entendimento.

Não encontrei o estudo publicado numa revista científica, e deve-se ter em mente que, embora realizado por uma equipe universitária séria, o patrocinador é dono da maior plataforma de livros eletrônicos alemã. Feitas essas ressalvas, contudo, creio mesmo que a leitura não seja prejudicada pelo meio em que é feita, sejam *tablets*, *e-books* ou papel. Sendo só uma questão de costume, acho que, diante das facilidades que os meios eletrônicos apresentam, logo os livros serão de fato "um negócio antigo", mas o seu cérebro não notará diferença. Por isso, "Não entre em pânico!".

61
POR QUE PSICOPATAS ABREM MÃO DO SUCESSO

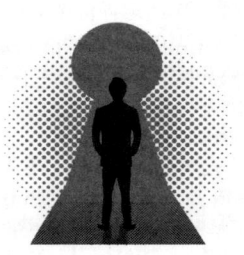

Em 2011, John Malkovich veio ao Brasil com a peça *The Infernal Comedy*, à qual tive o prazer de assistir no Teatro Municipal de São Paulo. No papel de Johann Unterweger, Malkovich contracena com duas sopranos, que, cantando trechos de óperas famosas, pontuam seu monólogo de pouco menos de duas horas sobre as desventuras desse famoso *serial killer*. A peça é uma comédia *à la* Guilherme Arantes, na qual não é possível "sorrir sem um travo de amargura".

Embora eu seja um crítico implacável da banalização do diagnóstico de psicopatia, hoje utilizado levianamente como sinônimo de vilania ou maldade, acredito que Unterweger tenha sido mesmo um psicopata. Entretanto, sua história ilustra dois aspectos dessas pessoas: há uma nova linha de estudo que procura diferenças entre os psicopatas bem e os malsucedidos. E ele foi um pouco de cada.

Com uma carreira criminal de início precoce, passou a adolescência e o começo da idade adulta entrando e saindo de reformatórios e prisões, até ser preso por assassinar uma prostituta em Viena, estrangulando-a com seu próprio sutiã. Até aqui, ele não se diferenciava dos psicopatas malsucedidos. Mas então ele começou a escrever. E seus artigos passaram a fazer sucesso entre a elite austríaca. Convenceu escritores e intelectuais de sua reabilitação e levou-os a interceder por ele junto à justiça, conseguindo finalmente uma condicional em sua sentença (originalmente prisão perpétua). Libertado, o que já seria por si só um sinal de sucesso, passou a escrever regularmente para revistas sobre prostituição e criminalidade, o que lhe dava acesso irrestrito (e insuspeito) a prostitutas, chegando a acompanhar diligências policiais em investigações de novos assassinatos. Foram necessários mais alguns anos para que se descobrisse que, após sua libertação, ele havia matado mais seis prostitutas em Viena e outras três em Los Angeles, onde havia ido morar no ano seguinte, sempre estranguladas com seus sutiãs. Condenado, cometeu suicídio ao saber da sentença, usando uma corda feita de cadarços com nós idênticos aos utilizados no assassinato de suas vítimas.

Tem-se proposto que os psicopatas de sucesso são aqueles mais para manipuladores do que para violentos, muitas vezes conseguindo escapar das condenações, ao contrário dos malsucedidos, que são mais agressivos, impulsivos e que acabam por ser presos. Os primeiros resultados das pesquisas apontam para diferenças no funcionamento fisiológico e cognitivo, sendo os bem-sucedidos menos prejudicados em termos de capacidade de planejamento, condicionamento pelo medo e mesmo empatia.

Johann Unterweger transitou entre os dois universos – conseguiu manipular e fugir da justiça, mas não abandonou os crimes violentos que acabaram por condená-lo definitivamente. A explicação, no seu caso, pode ser menos neuropsiquiátrica e mais biográfica: como ele mesmo diz na peça (quando ressuscita para lançar sua autobiografia), antes de matar pela primeira vez, ele era só mais um bandido. Depois do primeiro homicídio, ganhou certo *status*, adquirindo respeito e mesmo uma identidade "respeitada". A chave da resposta talvez seja, portanto, sua própria frase: "Entre ser um assassino e ser ninguém, prefiro ser um assassino".

Gao, Y., & Raine, A. (2010). Successful and unsuccessful psychopaths: A neurobiological model. *Behavioral Sciences & The Law, 28(2), 194-210.*

62

O PAPA VITALÍCIO E O VIGOR DO CORPO E DO ESPÍRITO

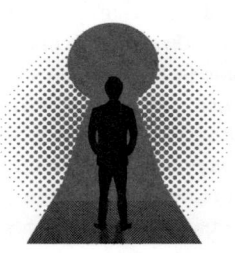

Envelhecer é difícil, confirmou o papa Bento XVI quando renunciou em 2013. Para além da agenda política que possa estar por trás de sua renúncia, dos interesses e das pressões dos bastidores clericais, há que se levar em conta alguns aspectos inerentes à senescência humana. Na época, chamou-me a atenção, em sua carta, não os motivos declarados para a sua decisão (o peso da idade e a falta de forças), mas a contextualização que ele deu para tal fraqueza:

> [...] no mundo de hoje, sujeito a rápidas transformações [...] é necessário também o vigor tanto do corpo como do espírito, vigor que, nos últimos meses, diminuiu em mim de tal forma que eis de reconhecer minha incapacidade para exercer bem o ministério que me foi encomendado.

O avanço da idade não parece ser um peso *per se*, mas sim a inabilidade que ele traz para lidar com a velocidade das mudanças no mundo atual. E, de modo muito significativo, o pontífice invocou a cumplicidade de seu próprio rebanho, dando como certo que eles hão de reconhecer sua incapacidade.

Embora o emprego de papa não seja dos mais corriqueiros, o que dificulta sua comparação com trabalhos em geral, os estudos ao redor do mundo mostram que a produtividade das pessoas apresenta uma forma de U invertido, sendo menor no início de suas carreiras, atingindo o pico por volta dos quarenta anos, quando inicia um declínio que fica mais evidente a partir dos cinquenta anos. Claro que isso varia entre as profissões, mas a principal razão, que perpassa qualquer área, é a redução nas habilidades cognitivas que se dá com o envelhecimento. Algumas, como a velocidade de percepção e de aprendizado, decaem mais rapidamente, impactando trabalhos que exijam solução de problemas e constante reciclagem. Outras, como a habilidade linguística, mudam menos, atrapalhando pouco tarefas nas quais se requer sobretudo experiência e comunicação verbal.

Imagina-se que um papa precise justamente de sabedoria, experiência, habilidades verbais – menos afetadas pelo tempo. No entanto, Bento XVI entendeu que o papado requer mais do que isso: exige uma sintonia com um tempo que seu corpo e sua mente não mais acompanham. E isso, acredita ele, todos reconhecem.

Com sua renúncia, Joseph Ratzinger entrou para a história como o primeiro papa a questionar a pertinência do papado vitalício. E o fez com razão, porque ainda não descobrimos como nossa mente pode lidar com uma expectativa de vida que aumenta enquanto a estabilidade do mundo diminui.

Skirbekk, V. (2004). Age and individual productivity: A literature survey. *Vienna Yearbook of Population Research, 1,* 133-154.

63
O QUE VOCÊ FARIA?

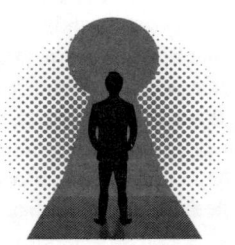

O cineasta Quentin Tarantino declarou que o filme japonês *Battle Royale* foi o melhor que viu em décadas. Se esse elogio já não é pouca coisa, vale dizer que o livro homônimo que o inspirou é ainda melhor.

Battle Royale, de Koushun Takami, lançado no Brasil pela Editora Globo, conta a história de um Japão distópico, onde o governo totalitário extremamente competente mantém o país funcionando bem, mas à custa de absurdos como o jogo que dá título ao livro. Nele, uma classe de ensino médio é sorteada aleatoriamente de tempos em tempos, e todos os alunos são levados a um local isolado, geralmente uma ilha, recebendo *kits* de sobrevivência e algum tipo de equipamento bélico – de metralhadora a GPS, passando por facão ou colete à prova de balas. O objetivo é simples: matar uns aos outros, até que só reste um vencedor. Apesar de o argumento ser o mesmo de *Jogos vorazes*, o romance japonês foi publicado dez anos antes, mas Suzanne Collins, autora da trilogia norte-americana, garante que nunca havia ouvido falar de *Battle Royale*.

A habilidade de Takami na construção da narrativa e na descrição do estado emocional dos personagens torna o inusitado dessa situação plausível ao leitor, que começa inevitavelmente a imaginar como agiria se ali estivesse. Entre os alunos, há vários tipos de reação: os que se matam, os estrategistas, os que parecem obter prazer com aquilo, e aqueles que só querem se esconder até que tudo termine. Se todos decidissem cooperar, raciocina parte deles, seria possível encontrar outra solução. Só que, como os jogadores são liberados um a um no local escolhido, eles ficam dispersos, inviabilizando esse acordo geral. A partir daí fica impossível saber como cada um reagirá ao dar de cara com outro.

O enredo desenvolve-se então num grande estudo de teoria dos jogos, com cada um tentando decidir a melhor estratégia que pode adotar nas interações com os demais. O governo sabe que o equilíbrio de Nash nessa situação – aquele ponto que define o melhor resultado para o indivíduo independentemente do comportamento dos outros (ou seja, quando não se pode melhorar o que acontece mudando a estratégia unilateralmente, apenas se for possível colaborar) – é cada um tentar de fato matar o outro. Como no exemplo clássico do dilema do prisioneiro, se houvesse colaboração, o resultado poderia ser melhor para todos, mas conseguir que o grupo inteiro coopere é muito difícil no estado tenso em que eles se encontram. Como uma das alunas pergunta: "o que aconteceria se você encontrasse alguém nesse estado de pavor?".

É uma excelente pergunta, que, adianto, nem vale a pena tentar responder. Nos últimos anos, os pesquisadores vêm atentando para um viés cognitivo – uma falha sistemática em nossa forma de raciocinar – que chamaram de "lacuna empática quente-frio". Traduzindo: quando estamos no estado "frio", calmos e sem fortes emoções, somos incapazes de antecipar com precisão como nos sentiríamos em situações "quentes", com alto teor emocional. Assim, a empatia, capacidade de compartilhar o estado emocional dos outros, apresenta uma lacuna – mesmo em relação a nós mesmos –, pois, quando estamos tranquilos, é quase impossível prever o que faríamos nervosos, agitados ou até sexualmente excitados.

Diversos outros temas da teoria dos jogos – como "signaling" (ou sinalização, em português), atividade que alguém adota para mostrar aos demais que tem certas habilidades, informações ou intenções; "Schelling point", solução à qual as pessoas tendem a chegar mesmo sem se comunicarem, por parecer óbvia ou natural; informações assimétricas, competição e cooperação – recheiam a história, cujo final não vou entregar. Mas, como diz um dos personagens: "A regra neste jogo é suspeitar de todos e não confiar em ninguém. E é preciso tomar cuidado em particular com os inteligentes". Até porque, como lembra outro: "É impossível entender o que lhes passa no coração".

E sabendo da lacuna empática quente-frio, poderíamos parafrasear dizendo que não é possível sequer entender o que "nos" passa no coração.

64

OS TRISTES PALHAÇOS

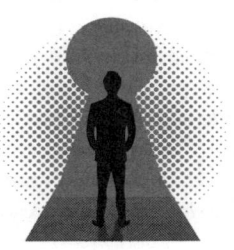

Ouvi uma piada uma vez: Um homem vai ao médico, diz que está deprimido. Diz que a vida parece dura e cruel. Conta que se sente só num mundo ameaçador onde o que se anuncia é vago e incerto. O médico diz: "O tratamento é simples. O grande palhaço Pagliacci está na cidade, assista ao espetáculo. Isso deve animá-lo".

O homem se desfaz em lágrimas. E diz: "Mas, doutor... Eu sou o Pagliacci".

A história, da série de quadrinhos *Watchmen*, resume bem uma das figuras clássicas da humanidade, a do palhaço trágico. Do Pierrot, que vivia triste por conta da Colombina na *commedia dell'arte* já no século XV, até o antissocial Krusty, o palhaço distímico e viciado dos *Simpsons*, a figura do sujeito que expõe a contradição humana ao carregá-la em suas costas é constante.

Quando o ator Robin Willians cometeu suicídio, ele expos a face mais trágica de uma condição que se comprova mais comum do que imaginamos, segundo um estudo publicado em 2014. Nada menos do que 523 comediantes foram convidados a preencher uma escala de sentimentos e experiências que avalia sintomas próximos do transtorno bipolar e da esquizofrenia: (a) experiências inusitadas – como pensamento mágico, crença em telepatia e outras distorções da percepção; (b) desorganização cognitiva – distraibilidade e dificuldade em focar os pensamentos; (c) anedonia introvertida – capacidade reduzida de sentir prazer social ou físico, incluindo aversão à intimidade; e (d) não conformismo impulsivo – tendência à impulsividade e reduzido autocontrole. Como comparação, 364 atores e 831 não artistas também responderam às perguntas. Os resultados mostraram não só que os comediantes obtêm pontuações mais altas do que a população geral em todos os aspectos, como também vão além dos atores, levando tais características ao limite. Ainda mais significativo, ao contrário dos atores, os humoristas apresentavam ao mesmo tempo altos níveis nas dimensões de anedonia e de impulsividade, o que, para os pesquisadores, é um paradoxo: a primeira apontaria para introversão e depressão, a segunda, para extroversão e euforia. Parece que para fazer rir é preciso ter uma personalidade parecida com a antigamente denominada psicose maníaco-depressiva.

De fato, a capacidade de juntar elementos distintos é uma característica da criatividade, mas também das psicoses. Já a habilidade de fazê-lo de forma surpreendente e rápida é central para o humor, mas surge igualmente nos episódios maníacos. Sendo assim, o dom de criar piadas parece ser mais fácil para as pessoas que vivem perigosamente próximas tanto da psicose como dos picos e vales do humor. Ainda que não sejam doentes, os comediantes caminham na corda bamba e, da mesma forma que o equilibrista, nos emocionam justamente por correrem o risco de cair.

Ando, V., Claridge, G., & Clark, K. (2014). Psychotic traits in comedians. *The British Journal of Psychiatry, 204*, 341-345.

65
CORAGEM PARA PENSAR

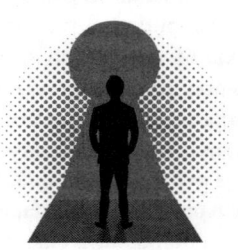

Todo mundo tem direito às próprias opiniões, mas não aos próprios fatos.

Que frase mais apropriada para nossos tempos de debates rasos. Dita pelo sociólogo Daniel Patrick Moynihan, ela é citada no livro da dupla *freakonomics*, *Pense como um freak*, da editora Record. Um dos grandes problemas dos acalorados e estéreis debates, não só no Brasil "dividido", mas no mundo todo, vem da dificuldade que as pessoas têm de diferenciar opinião de conhecimento. Opinião é um palpite sobre como as coisas são, conhecimento é quando tal opinião não só é verdadeira, mas tem uma justificativa tão racional que supera pontos de vista, ideologias e preferências. Muitos dos debates acontecem porque, crendo que suas opiniões são fatos, as pessoas envolvem-se em raciocínios falaciosos, buscando apresentar essa necessária justificativa, mas que, nesse caso, nem existe. A conversa torna-se um diálogo de surdos que não ajuda a esclarecer a questão, tampouco favorece a reflexão ou a construção (e quiçá mudanças) de opinião.

Em *Pense como um freak*, Steven Levitt e Stephen Dubner resolvem expor o método por trás de seus *best-sellers* anteriores, *Freakonomics* e

SuperFreakonomics, permitindo que todas as pessoas desenvolvam esse tipo de raciocínio. E qual é ele? Simples: questione. Tenha coragem de questionar não só o *establishment*, mas suas próprias opiniões. Será mesmo que você está certo? Mais do que isso: teste. A "abordagem econômica" que eles propõem aplicar aos vários domínios da vida nada mais é do que a busca de dados concretos, garimpando pepitas de conhecimento no lamaçal das opiniões. Só pensar, influenciados por preconcepções que nem sabemos ter, pode não levar a nada. Lembremos a advertência de Willian James, para o qual muitas pessoas acreditam estar pensando quando estão apenas reorganizando seus preconceitos. Ou seja: abrace a dúvida. Como eles mostram no livro, a variável que mais leva as pessoas a errar é o dogmatismo – a certeza é inimiga do aprendizado.

Permito-me acrescentar uma dica própria, complementar ao método *freak*: pesquise. Você não pode passar a vida criando experimentos para pôr à prova todos os conceitos que precisa ou quer formar, mas muita pesquisa é feita no mundo. Muita, você não imagina. Então, antes de sair dizendo que o casamento *gay* é prejudicial ou não para os filhos, que a legalização da maconha é boa ou ruim, que essa ou aquela idade penal é um absurdo, que cadeias são universidades do crime, que cotas raciais são positivas ou negativas, dê uma olhada nas pesquisas que já foram feitas. No entanto, faça isso com coragem de encontrar fatos que contradigam sua opinião. Se você já tem uma posição muito firme sobre determinado assunto, nesse caso, não perca tempo. Pensar seria desperdício de energia.

66

VOU CONTAR UMA HISTÓRIA – JORNALISMO, CIÊNCIA E EMPATIA

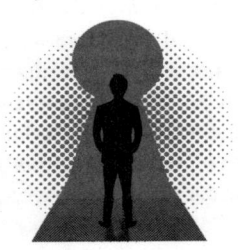

O homem é um animal que conta histórias. Das narrativas mitológicas à história como ciência, dos contos de fada na hora de dormir às complexas tramas nos seriados políticos, vivemos cercados delas. As notícias de jornal, os processos legais, os prontuários médicos, a conversa no jantar, os *posts* nas mídias sociais, tudo só faz sentido quando é contado como uma história. Especula-se muito quais seriam as razões para tanto – provavelmente a característica sequencial dos eventos que nos cercam e a incrível habilidade do cérebro em identificar (e criar) padrões estão por trás disso. No entanto, seja qual for a causa, a verdade é que, quando existe uma estrutura dramatúrgica, um arco narrativo, nossa atenção é captada com mais facilidade, memorizamos melhor e somos mais afetados pelo que vemos.

Uma pesquisa mostrou que, quando voluntários assistiam a animações mostrando dois personagens (um pai e um filho pequeno) ou passeando num zoológico (sem uma história) ou num enredo emocional (com estrutura narrativa), eles reagiam de forma muito diferente, psicológica e biologicamente. Quando eram envolvidos pela trama, os voluntários exibiam mais empatia, aumentavam o nível de ocitocina (neurotransmissor ligado à empatia) e a atividade cerebral em áreas ligadas a essa emoção. Esses efeitos tinham implicações práticas claras: todos recebiam uma verba para participar da pesquisa, mas, quando lhes era oferecida a chance de doar o dinheiro, os que tinham visto a história (e, portanto, reagido mais a ela) tinham muito mais chances de fazer a caridade.

Pensei em tudo isso conforme lia o perturbador livro *Insana: meu mês de loucura*, da jornalista Susannah Cahalan (editora Belas Letras). Literatura e loucura sempre foram parceiros profícuos, e Cahalan engrossa as fileiras dos escritores que, de alguma forma, perderam a razão, mas a recuperaram para nos contar a história. No seu caso, um diagnóstico misterioso progressivamente vai roubando-a de si mesma, até não deixar senão vestígios da competente e entusiasmada jornalista encarcerada num corpo malfuncionante. Assim, para escrever a autobiografia de um surto (após se recuperar), ela não pode confiar em suas memórias. Põe-se, então, a trabalhar com o que sabe e entrevista familiares, namorado, colegas e médicos para escrever essa reportagem. Compõe com isso várias histórias: a da sua doença, a de seu retorno e a do próprio livro. Todas envolventes e tocantes.

O que mais me chamou a atenção foi o impacto de sua história na vida real. Cahalan havia sido afetada por uma doença recentemente descrita, uma forma de encefalite autoimune desconhecida até para neurologistas de referência nos Estados Unidos com quem se consultou. "Quantas pessoas não ficaram internadas como doentes mentais – e quantas não morreram – por causa de nossa ignorância?", ela se pergunta. Mas, a partir de um artigo que escreveu para o *New York Post* sobre sua experiência, que posteriormente se desdobrou no livro, centenas de milhares de pessoas passaram a conhecer esse diagnóstico. Literalmente, vidas foram salvas graças ao conhecimento.

A história é emocionante do começo ao fim. Entretanto, correndo o risco de parecer insensível, como divulgador de ciência tenho de confessar que nada me emocionou tanto como dar-me conta da força do conhecimento transmitido por uma história bem contada.

Barraza, J. A., Alexander, V., Beavin, L. E., Terris, E. T., & Zak, P. J. (2015). The heart of the story: Peripheral physiology during narrative exposure predicts charitable giving. *Biological Psychology, 105*, 138-143.

67

DEIXE SEU FILHO FICAR TRISTE

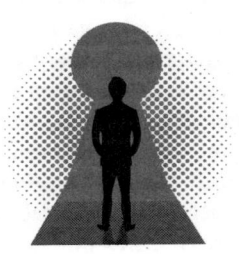

Divertida mente é o melhor filme já produzido pela Pixar. Pode não vir a ser o preferido da audiência e dos críticos, nem seu mais estrondoso sucesso. Mas o melhor na medida em que cumpre com maestria inigualável a missão do estúdio, de contar boas histórias que sejam, ao mesmo tempo, inovadoras e emocionantes. Ao transformar emoções em personagens e alocar a ação dentro da mente de uma criança, o diretor Pete Docter fez as duas coisas simultaneamente. Seus protagonistas são pioneiros na história do cinema (e quem, senão um animador, poderia fazer conceitos abstratos se tornarem personagens?). E, sendo eles mesmos emoções, contagiam a plateia, emocionado os espectadores.

A história se passa na mente da pré-adolescente Riley, onde Alegria – narradora do filme – trabalha para manter a menina sempre feliz. É ela que apresenta seus colegas de trabalho. O Medo a protege dos muitos perigos do mundo. A Nojinho previne que seja envenenada ("tanto física como socialmente"). Raiva garante que a menina não sofra injustiças. E há também a Tristeza, que ninguém sabe muito bem para que serve.

Riley se muda com os pais de Minnesota para São Francisco e, testemunhando as adversidades pelas quais a família passa, faz de tudo para manter-se otimista e alegre – enquanto a Alegria está no comando, não há espaço para a Tristeza. No entanto, a garota terá de enfrentar seus próprios problemas, como adaptação à nova escola, a distância dos antigos amigos e a tensão que vê em seus pais. A mistura de sentimentos que ocorre nesse momento causa um acidente na Sala de Comando – onde ficam as emoções – impossibilitando a Alegria e a Tristeza de agirem. A partir disso, o controle fica com Medo, Raiva e Nojo, que sozinhos obviamente não dão conta de regular os afetos da garota, para desespero de seus pais.

O filme impressiona pelo grau de precisão com que os elementos psíquicos são apresentados. De fato, existem emoções básicas, chamadas de emoções primárias, tão instintivas que independem de palavras ou pensamentos. Ocorrem antes mesmo que tenhamos consciência do que estamos sentindo. Os cientistas ainda discutem quantas e quais são elas, mas o time na cabeça de Riley as representa muito bem. Elas não são exatamente sentimentos, mas reações instintivas que existem para nos fazer sobreviver – seja evitando perigos, seja buscando comer ou nos reproduzir. A rigor não estão sob nosso controle, simplesmente acontecem conosco, queiramos ou não. O desenho é muito feliz em representar essa primazia das emoções, que dão seus comandos em resposta ao ambiente e nos deixam com a árdua tarefa de tentar controlá-las. Não só instintivas, elas também são contagiosas – e o diretor se aproveita disso para nos levar junto com a menina pela montanha-russa sentimental que ela atravessa.

Os conflitos de Riley só serão finalmente resolvidos quando a Alegria aprender a trabalhar em conjunto com a Tristeza. Sempre empolgada e falante, a primeira não é capaz de ouvir, tem dificuldade em ser empática e se colocar no lugar dos outros. Isso ficará ao encargo da melancólica colega. A cena em que ambas pilotam a mesa de controle em parceria mostra o que as neurociências demoraram a descobrir: Alegria e Tristeza não são opostos, mas podem ocorrer ao mesmo tempo, na mesma situação, cada uma emprestando um pouco de suas cores ao momento.

Essa talvez seja a grande mensagem do filme. Não adianta fugir da tristeza. Quando a abafamos, a tarefa que cabia a ela fazer termina sendo assumida pela raiva, pelo medo, o que pode ser bem pior. No entanto, quando nos permitimos chorar (e quando não tentamos inutilmente privar nossos filhos das lágrimas), as emoções podem finalmente entrar em sintonia.

68
NÃO SOMOS IMORTAIS

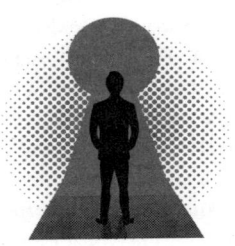

A morte é um tema que vem me fazendo pensar bastante. Devem ser os cabelos embranquecendo no espelho. Quem busca alguma literatura de qualidade sobre o tema certamente a encontrará em *Mortais – Nós, a medicina e o que realmente importa no final*, do médico e (excelente) escritor Atul Gawande (Editora Objetiva).

A tese de Gawande é simples e difícil de refutar: a medicina progressivamente *afastou a morte* de nós, até o ponto em que passamos a acreditar que não vamos morrer. Esse sempre foi um problema para os seres humanos autoconscientes; saber que vamos morrer é uma fonte de angústia tão grande que procuramos nem pensar nisso. Tanto que tratamos a morte como uma possibilidade (dizemos "É possível que eu morra") quando, na verdade, é uma certeza, trata-se apenas de uma questão de tempo. Com o avanço da medicina, reduzimos as mortes por doenças infecciosas, depois melhoramos o prognóstico nas doenças cerebrovasculares e agora nos debatemos contra as doenças mais comuns na velhice, como Alzheimer e câncer. E, conforme controlamos os males da saúde e esticamos a vida, vamos evitando a morte. Chegamos a esquecer que a morte não precisa da doença – como disse Montaigne: "Você não está morrendo porque está doente; você está morrendo porque está vivo. A morte mata muito bem sem o auxílio da doença".

O problema é que somos instintivamente *apegados à sobrevivência* e, por isso, nos agarramos a qualquer esperança que exista – se nos oferecem um tratamento que tenha uma chance em cada cem de prolongar a vida por alguns meses, mais do que depressa optamos por ele. Mesmo que os efeitos colaterais roubem toda qualidade dessa sobrevida que ganhamos. Mesmo que seja experimental. Até mesmo se nos disserem que corremos o risco de ficar tetraplégicos, cegos, surdos e mudos, o primeiro impulso é aceitar. É preciso parar para pensar se vale a pena; o *default* é tentar. No entanto, trata-se de um pacto faustiano (com perdão do lugar-comum), no qual entregamos nossa alma e perdemos a essência do que nos faz humanos em troca de um pouco mais de tempo na Terra.

Mas a ilusão está acabando. Olhando melhor como viemos tratando os doentes terminais nas enfermarias, estamos nos damos conta de que a medicina moderna nos afastou do que realmente importa. A autonomia mesmo diante do envelhecimento; a dignidade, ainda que à beira da morte; o respeito aos desejos, incluindo o de não tentar mais nenhum tratamento penoso. Isso vinha sendo sacrificado em prol de se tentar medidas heroicas para mínimos ganhos de tempo. Gawande mostra que a ascensão dos cuidados paliativos, que se focam na qualidade de vida muito mais do que na cura, é sinal de que a ficha caiu. Ainda que com atraso, enfim estamos percebendo que não adianta somar anos à vida e ao mesmo tempo subtrair vida dos anos.

69

AS VÁRIAS VOLTAS DOS DISCOS

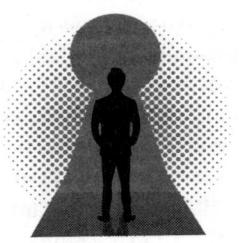

Minha irmã e meu cunhado me lançaram para o meio de uma onda retrô ao me darem uma vitrola de aniversário. Há anos eu paquerava a ideia de entrar no ressurreto mundo dos discos de vinil, mas não tinha a coragem para dar esse salto na máquina do tempo, até que eles resolveram meu dilema. E a experiência tem sido muito divertida.

Apesar de entusiasmado com o novo *hobby*, nunca me deixei levar pelos argumentos dos aficionados, de que os discos têm um som incomparável, que a digitalização mata as nuanças da música. (Certa vez, vi o Ed Motta dizer que comparar o LP ao CD era como comparar a lasanha da mama ao produto congelado dos supermercados.) Existem artigos extremamente consistentes mostrando que, em termos técnicos, o som do vinil não é melhor que o do CD. Você pode gostar mais de um do que de outro, mas não há como provar tecnicamente a superioridade da tecnologia mais antiga.

Alguns imaginam, então, que seja uma questão de nostalgia – os discos remeteriam a um tempo anterior (principalmente à adolescência), no qual a música era vivenciada de outra forma, com mais intensidade, mais significado, mais emoção. Claro que isso tem muito mais a ver com a relação entre adolescência e música do que com a relação entre a música e sua mídia de suporte. Mas, ainda assim, não acho que a nostalgia seja a resposta, senão deveríamos testemunhar também a ascensão das fitas de VHS paralelamente ao declínio dos DVDs. Se os CDs foram mortos pelo MP3 e os DVDs pelo *streaming* (Netflix e correlatos), por que voltamos aos discos, mas não às fitas de vídeo?

Pelo menos da minha experiência imagino que tenha muito mais a ver com o trabalho que os discos dão do que qualquer outra coisa. Nós chamamos de ritual, de elementos do *hobby*, mas no fundo é trabalho. Garimpar o LP num sebo, checar seu estado físico, avaliar a capa e barganhar o preço é apenas o início. Em casa é bom lavar o bolachão com detergente, deixar secar por horas, encontrar um local para guardar o trambolho. E para ouvir é preciso passar de capa em capa, escolher, pegar, abrir e ligar a vitrola, pôr o disco, posicionar o braço e descer a agulha. Dali a poucos minutos, quando termina o "lado A", há que se levantar para recolher o braço, virar o disco, reposicionar a agulha e, em uma hora, reiniciar o processo inteiro para trocar o disco. Trabalheira. Por isso que é bom.

O economista comportamental Dan Ariely descreveu o interessante "efeito IKEA". IKEA é uma marca de móveis comprados como *kits* que o consumidor tem um trabalho enorme para montar. Só que, no fim das contas, gosta mais deles do que dos móveis que compra prontos. Ariely conduziu uma série de experimentos mostrando que isso acontece porque damos muito mais valor para as coisas nas quais empenhamos esforços. Num dos estudos, voluntários tinham de fazer *origamis*, os quais podiam posteriormente comprar. Quanto mais difícil era a tarefa, mais feios eles ficavam, mas mais seus autores os valorizavam. Em sua palestra no TED (https://www.ted.com/talks/dan_ariely_what_makes_us_feel_good_about_our_work?language=en#t-1207201), ele pergunta: "Por quanto dinheiro você venderia seus filhos?". Imaginando que houvesse um preço possível, ele seria altíssimo, não? Mas e se você passasse uma tarde brincando com algumas crianças e no final os pais dissessem: "Gostou delas? Estão à venda. Quer pagar quanto?". Provavelmente o valor seria menor do que aquele que você dá aos seus próprios filhos. Em parte, isso se deve a todo o trabalho investido neles, crê Ariely (que tem um casal de filhos pequenos).

O MP3 e os serviços de *streaming* transformaram radicalmente a forma de consumir música, praticamente eliminando qualquer trabalho. Baixam-se obras completas, assina-se um serviço ou instala-se um aplicativo e pronto: música contínua e automática. Pouco trabalho de escolha, nenhum esforço para a reprodução. Pode-se ouvir música boa assim? Claro.

Com qualidade? Sim, e com muito mais praticidade. Pode ser prazeroso? Sem dúvida.

Minha teoria do efeito IKEA aplicado à música não diz que música digital é ruim; só explica por que a música analógica é tão legal e por que gostei tanto do meu presente.

Norton, M., Mochon, D., & Ariely, D. (2012). The IKEA effect: When labor leads to love. *Journal of Consumer Psychology, 22*(3), 453-460.

70

ESPELHO NEGRO – *BLACK MIRROR* FALA DO PRESENTE AO IMAGINAR O FUTURO

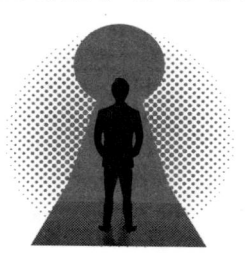

Quando comecei a assistir a *Black Mirror*, inundei grupos de WhatsApp e redes sociais recomendando a série para todo mundo. Azucrinei os amigos para embarcarem na viagem da série. Mas só entendi por que fiz aquilo quando uma amiga desistiu de assistir. Segundo ela, aquilo a incomodava tanto que tinha necessidade de conversar com alguém, dividir a angústia que cada episódio provocava. Está aí o motivo para querer tanto que outras pessoas assistissem – eu precisava falar sobre o que tinha visto.

Black Mirror foi uma das coisas mais impressionantes às quais já assisti. Sabe aquela sensação de quando você é adolescente, começa a desenvolver o raciocínio abstrato e de repente tem contanto com algum filme, livro, poema que o surpreende como nunca tinha acontecido? É como se fosse a primeira vez que você aprende a usar o cérebro de verdade e se sente muito inteligente por compreender algo tão profundamente. Foi essa sensação, de surpresa e compreensão – quase uma epifania, que a série britânica, agora incorporada pela Netflix, provocou em mim.

Dizer que é uma ficção científica não dá a dimensão precisa do que se trata. Os episódios não se passam num futuro muito distante ou em naves espaciais. Ocorrem nas cidades como as conhecemos, sem carros voadores, sem teletransporte – um futuro próximo. No entanto, assim como nas melhores ficções científicas, ao retratar o futuro, os escritores estão, na verdade, refletindo sobre o presente. O filósofo Baruch Spinoza disse: "O que Paulo fala de Pedro nos conta mais sobre Paulo do que sobre Pedro". O que *Black Mirror* fala sobre os que virão depois de nós revela muito mais sobre nós mesmos do que sobre eles.

Imagine – e aqui não vai nenhum *spoiler* – uma sociedade em que a avaliação recíproca que as pessoas fazem umas das outras nas redes de relacionamento se torne tão importante que passe a ser considerada uma espécie de moeda social. Nesse mundo, se você é mal avaliado e tem uma média baixa de estrelas, começa a ter prejuízos na vida e no trabalho. Estamos falando do futuro? Ou dos motoristas de Uber? E pense no que aconteceria numa eleição em que um personagem vindo da televisão resolvesse se tornar candidato. Admita que sua estratégia fosse usar de grosseria, linguagem chula, xingar adversários. Ele seria rejeitado pelos eleitores? Esse episódio foi ao ar três anos antes de Donald Trump ser eleito.

Ao colocar as histórias num futuro muito próximo, mostrando como tecnologias que já conhecemos e comportamentos que já admitimos podem chegar a extremos desastrosos, *Black Mirror* realmente incomoda demais. Ao nos reconhecermos naquelas histórias nos sentimos um pouco como numa sessão de terapia, quando não gostamos de algo que descobrimos sobre nós.

Um espelho – mesmo negro como são as telas desligadas a que o título do seriado se refere – nem sempre mostram o que gostaríamos.

71

COMO VIVER A VIDA ACEITANDO O QUE ELA TRAZ – LIÇÕES DE OUTRO PLANETA DO FILME *A CHEGADA*

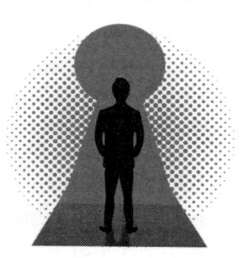

Às vezes eu começo um artigo já sabendo como vou terminá-lo, mas, às vezes, não sei bem onde ele vai dar. Dependendo de como ele se desenrola, volto, refaço a introdução, mudo a ordem das ideias. Nosso raciocínio é sequencial, assim como nossa percepção de tempo e nossa linguagem. Seja da esquerda para a direita, da direita para a esquerda ou até de cima para baixo, a sensação de que uma coisa vem depois da outra – símbolos organizados para criar a escrita – é universal. Ou melhor seria dizer "mundial"? Povos de outros mundos poderiam ter uma abordagem diferente?

Essa é a premissa de *A chegada*, uma das ficções científicas mais inteligentes que vi desde *Contato*. Se, quando você pensa em ficção científica, vêm à mente batalhas espaciais, explosões no espaço, americanos guerreando com *aliens*, abandone os preconceitos. Dirigido pelo canadense Denis Villeneuve, com Amy Adams e Forest Whitaker, o filme parte de premissas clássicas do gênero para tratar de conceitos profundos como tempo, cognição, amor e luto. Não por acaso foi indicado ao Leão de Ouro do Festival de Veneza e escolhido filme do ano pelo American Film Institute.

Na história, gigantescas naves chegam à Terra, e... nada acontece. Os ETs só aparecem numa espécie de janela tentando estabelecer comunicação com os humanos. Amy Adams interpreta Louise Barks, uma professora de linguística convocada para tentar traduzir a língua deles. Ela trabalha junto com um físico, encarregado de investigar os conhecimentos tecnológicos e matemáticos dos visitantes, sob supervisão dos militares. Essa reunião improvável (linguista, físico e militar) por si só já revela como o tipo de linguagem que usamos interfere na maneira como pensamos: os três têm dificuldade para se entender, raciocinam de maneiras distintas, sendo quase tão alienígenas uns para os outros como os seres do espaço. Aos poucos todos (humanos e *aliens*) começam finalmente a se comunicar, conforme Barks domina a escrita alienígena.

E aí está o coração da história. O filme foi inspirado pelo conto *História da sua vida*, publicado no Brasil no imperdível livro homônimo (Intrínseca, 2016), que reúne essa e outras histórias do escritor Ted Chiang. Formado em computação, Chiang trabalha como redator técnico de informática, elaborando manuais que traduzam a complexidade dos *softwares* para o usuário comum. Ninguém melhor do que ele para nos mostrar como a linguagem interfere no pensamento. Chiang deixa isso claro na história conforme a protagonista vai se aprofundando na língua escrita dos ETs: ao contrário de nós, eles têm uma escrita circular, não sequencial, e Banks nota que sua apreensão da realidade é atemporal. Passado, presente e futuro não são vivenciados em sequência – a consciência abarca o todo dos acontecimentos no mesmo momento. Imersa nessa forma de penar, quando se dá conta, ela mesma começa a recordar do futuro – com enormes desdobramentos pessoais.

Enquanto os aspectos mais especulativos e filosóficos de tais desdobramentos são abordados no conto, as consequências mais pessoais e dramáticas ficam a cargo do filme. E, apesar das diferenças no enredo, necessárias ao se mudar a trama de uma mídia para outra, as obras são tão complementares que é uma das poucas vezes nas quais não tive a sensação de que o livro fosse melhor do que o filme.

Como você se relacionaria com as pessoas hoje lembrando do que acontecerá com vocês amanhã? Sempre pensamos que, se conhecêssemos o futuro, poderíamos modificá-lo. Mas a consciência simultânea do todo significa que tudo o que irá acontecer já aconteceu e está acontecendo, sem possibilidade de mudança. Isso nos obrigaria à aceitação mais serena dos fatos da vida, sucesso e fracasso, amor e perda, nascimento e morte.

Quanto a nós, apesar de não nos lembrarmos do futuro, não precisamos esperar as coisas acontecerem para saber que pessoas que amamos morrerão, bons momentos passarão e que o azar se alternará com a sorte ao longo da nossa jornada. Devemos saber disso não para macular as alegrias presentes, mas para vivê-las o melhor possível, como se recordássemos do dia em que elas passaram.

72

BLUE JASMINE – VOCÊ, EU E WOODY ALLEN

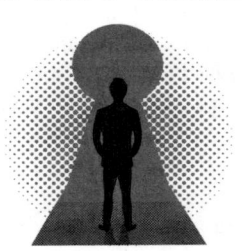

A realidade é dura. A tal ponto que nós não a encaramos continuamente para valer – se enxergássemos a realidade nua e crua o tempo todo, quem aguentaria? É por isso que vivemos ajustando nosso olhar sobre ela, usando às vezes o enfrentamento do simplório, em outras a fuga do neurótico. Desse contraste vem a genialidade do filme *Blue Jasmine*, de Woody Allen, amplamente elogiado pela crítica.

O filme trata de duas irmãs adotivas que seguem caminhos diferentes: Jasmine (Cate Blanchet) casa-se com um milionário e vive no luxo em Nova York, enquanto Ginger (Sally Hawkins) só se envolve com operários e tem uma vida apenas remediada em São Francisco. A história começa com a ida de Jasmine para a casa de Ginger, após perder tudo quando o marido é preso por ser um golpista. Mesmo falida, ela vai de primeira classe, carregando bagagem Louis Vuitton, recusando-se a admitir sua nova condição. Ao longo dos *flashbacks*, utilizados para contar a história ao mesmo tempo em que constroem o contraponto entre as situações – entre a história delas e também entre o passado e o presente –, vemos que a vida toda Jasmine "olhou para o outro lado". Desviava os olhos dos esquemas ilegais do marido, das suas incontáveis amantes e da superficialidade da sua relação. O que Allen retrata acontecendo com ela depois da queda, quando fala sozinha, conversa com fantasmas do passado e age como se ainda fosse rica, pode ser considerado um quadro dissociativo, antigamente chamado de crise histérica: a realidade é demais para ela, levando-a a uma negação tão intensa a ponto de tocar a loucura.

Num primeiro momento, parece que Ginger é diferente, pois não foge para a fantasia como a irmã, vivendo imersa em sua realidade. No entanto, se ela não "olha para o outro lado" e encara a verdade, ao mesmo tempo transmite a sensação de não compreender exatamente o que está vendo.

A chegada de Jasmine gera uma crise ao mexer com esse equilíbrio, revelando, com sua ironia, aquilo que ela sempre olhou sem enxergar.

O filme, que joga com opostos em tudo na vida das irmãs (rica/pobre; marido fino/marido grosso; costa leste/costa oeste), as coloca em lados contrários também nos seus mecanismos de defesa diante da dureza da existência. Uma não olha, a outra não enxerga. Representam extremos de algo que acontece com todos nós, em maior ou menor grau.

E é assim que Woody Allen se torna artista – e, por isso, universal: ao carregar nas tintas para pintar esse quadro, à moda de um caricaturista, ele exagera nossos próprios traços para que nos compreendamos melhor.

73

LARANJA MECÂNICA E A DOENÇA DO CRIME

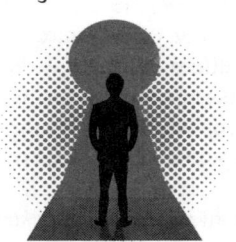

Quando o assunto é violência, particularmente a delinquência juvenil, gosto sempre de lembrar o clássico *Laranja mecânica*, de Stanley Kubrick, baseado no livro homônimo de Anthony Burgess.

A história mostra o protagonista, Alex, narrando sua história, começando pelos atos bárbaros que cometia com sua gangue sem outro propósito que não a violência em si. Ele acaba preso e condenado à prisão por quatorze anos. É uma época de grandes avanços, no entanto, e surge a promessa de um tratamento revolucionário, que superará em definitivo as "teorias penológicas datas", como diz o ministro do Interior, defensor de que os presos sejam tratados "de uma forma puramente curativa".

Em quinze dias, Alex está solto, após passar por sessões de condicionamento aversivo tão intenso que desenvolve náuseas insuportáveis diante de atos violentos. Aos protestos do capelão do presídio, que brada contra a perda do livre arbítrio do rapaz, o ministro responde que aquele era "o verdadeiro cristão", incapaz de reagir a não ser oferecendo a outra face. Tais críticas se avolumam após Alex tentar se matar, levando o governo a suspender o tratamento e o jovem a recuperar seu livre arbítrio, ficando aberta a possibilidade de ele voltar a escolher a violência. No livro, isso de fato ocorre no início do último capítulo, mas o protagonista termina percebendo que precisa crescer, direcionando o fim da história para a sua recuperação. Como a versão norte-americana do livro, que Kubrick usou como roteiro, não trazia tal capítulo, ele só tomou conhecimento desse final tardiamente, optando por não usá-lo e deixando a obra sem uma conclusão explícita.

Conhecido por rechear suas obras com uma multiplicidade de sinais e autorreferências, Kubrick resistia a falar sobre o significado dos filmes que dirigia, preferindo deixá-los abertos às diversas interpretações. Já sobre seu primeiro filme, *Medo e desejo*, ele disse que "provavelmente significará muitas coisas diferentes para as diferentes pessoas, e é o que deve ser". Tendo se mantido fiel a tal princípio estético ao longo de toda a carreira, manteve a coerência em *Laranja mecânica*, não indicando qual seria o caminho trilhado pelo protagonista após recobrar sua capacidade de escolha.

No entanto, independentemente da direção que Alex seguirá – e todos os jovens infratores que ele representa –, o filme (e o livro) estão aí para não nos deixar esquecer de que, quando o crime é tratado como doença, Estado e medicina entram numa relação casuística fadada a estabelecer medidas inicialmente exageradas e, finalmente, fracassadas.

PARTE 3

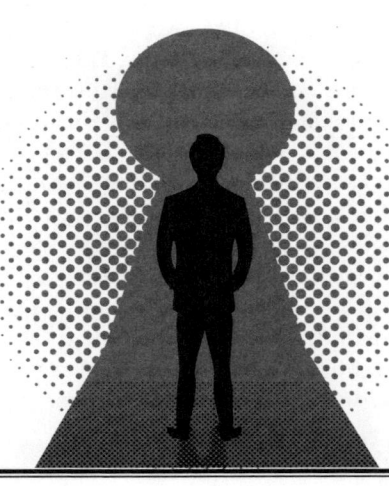

PAIS E FILHOS

74
PARA O MEU FILHO

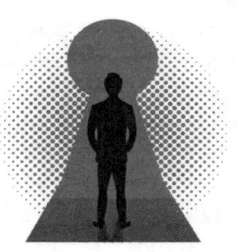

Por que as pessoas têm filhos? E, mais do que isso, por que gostam deles? Como se explica essa sensação única que é sem paralelo na experiência humana? A fria ciência tem algumas respostas que, em princípio, nada têm a ver com o sublime amor paterno. No entanto, para mim isso não acaba com a poesia da história. No conto *Os nove bilhões de nomes de Deus*, de Arthur Clarke, quando a ciência descobre o verdadeiro nome do supremo criador, as estrelas começam a se apagar uma a uma nos céus. Não sei se concordo. Não acho que a ciência retire o brilho das estrelas, como não creio que haver um fundo biológico para o amor aos filhos apague sua transcendência.

A verdade é que as pessoas têm filhos porque fazem sexo. Muito. Repetidamente. Pensando bem, isso é óbvio: ao longo da evolução, quem fazia mais sexo tinha prole maior do que os outros. Assim como acontece com a comida, o sexo não surgiu para dar prazer, mas quem trazia nos genes mais gosto por tais atividades comia e se reproduzia mais, tendo, por isso, maiores chances de sobreviver e se reproduzir. Esse gosto foi sendo transmitido aos numerosos filhos, que, por isso, também tinham mais filhos e assim por diante.

Isso explica por que temos filhos, mas não por que gostamos deles.

A sociobiologia tem uma explicação muito boa para isso também: por nascerem frágeis e dependentes de cuidados, crianças humanas são um desafio muito difícil para os pais, requerendo deles privação de sono, gasto de energia, investimento de tempo, praticamente a fundo perdido. Imagine, então, fazer isso na idade da pedra, quando não havia lei das palmadas ou conselho tutelar para fiscalizar o comportamento paterno – só mesmo com muito amor. Fica claro que os sujeitos que nasciam com uma propensão maior para amar seus filhos investiam mais neles, cuidando melhor e aumentando sua taxa de sobrevivência. Uma das principais substâncias atuantes nessa criação de vínculos é o neuropeptídeo ocitocina, que recentemente se comprovou aumentar ao longo das primeiras semanas de paternidade (tanto nas mães como nos pais) e se correlacionar diretamente com comportamentos como a incontrolável necessidade de acariciar os rebentos ou encará-los por horas a fio (no caso das mães), ou ficar sacudindo-os para cima e para baixo, balançando objetos na frente deles até cansar (no caso dos pais). O amor pelos filhos (assim como o gosto por encomendá-los) tem evidentes origens biológicas.

Entretanto, em minha opinião, isso em nada diminui a beleza desse sentimento. O impulso por comida, por exemplo, pode ser satisfeito com raízes cruas, mas nos seres humanos deu origem a complexos rituais gastronômicos. Também o amor pelos filhos poderia ser resumido a cuidar deles. Mas nos homens leva a uma real transformação – ao menos é o que tem acontecido comigo. Experimentar esse amor tem me mostrado outro lado da realidade, que até então me era oculto: a mera possibilidade de se importar tanto com alguém, desejando-lhe o bem com uma intensidade da qual nem me sabia capaz, fez-me ver, nos seus olhos ainda semicerrados, a beleza que pode existir no mundo. E, sem saber, provocando em mim o impulso biológico de cuidar dele, meu filho, com cinco dias, me faz querer de forma ardente trabalhar para aprimorar a criação. Assim, quem sabe, ele possa um dia ver a beleza que tão claramente me fez vislumbrar.

Gordon, I., Zagoory-Sharon, O., Leckman, J., & Feldman, R. (2010). Oxytocin and the development of parenting in humans. *Biological Psychiatry, 68*(4), 377-382.

75
A CULPA É DA TELEVISÃO?

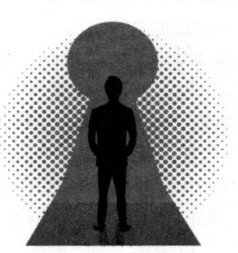

Fui convidado certa vez para dar uma palestra sobre a influência dos desenhos animados no comportamento das crianças. Adorei o convite, já que na época tinha um filho pequeno e logo iria me deparar com a pergunta: será que o que as crianças assistem modifica sua forma de agir? Nos anos 1960, os trabalhos do psicólogo Albert Bandura fizerem um tremendo sucesso por comprovar, pela primeira vez, o que muitos pais já tinham percebido desde a popularização da televisão anos antes: as crianças tendem a imitar o que assistem. Vídeos de adultos agredindo, xingando e hostilizando um boneco joão-bobo eram apresentados para crianças antes de elas brincarem numa sala onde, entre vários brinquedos, havia esse boneco. Os resultados gerais mostraram que quem tinha visto o vídeo com atos agressivos demonstrava o dobro de atitudes violentas na sala de brinquedos.

Descobri que esse assunto foi bastante estudado na esteira do Bandura, nas décadas de 1960 e 1970, mas depois disso parece que perdeu o apelo, talvez porque já se considere essa uma pergunta respondida ou porque as preocupações tenham se voltado, a partir dos anos 1980, para os *videogames*. De qualquer forma, em 2006 foi feita uma revisão da literatura específica sobre desenhos animados que buscou reunir os principais achados das pesquisas, tanto em laboratório como no ambiente natural das crianças; o resumo da ópera é o seguinte:

1) o humor atenua a percepção da violência e, provavelmente, é por causa disso que desenhos como Papa-léguas, Pica-Pau ou Pernalonga, mesmo com muitas cenas agressivas, não modificam o comportamento das crianças;
2) a ausência de humor torna a agressão mais evidente, e estudos de laboratório e de campo (nos quais as crianças passavam alguns dias vendo desenhos de super-heróis, por exemplo) mostraram que essas animações, sim, aumentavam a expressão de comportamentos agressivos, tanto na escolha de brinquedos como nas relações interpessoais;
3) a influência dos desenhos é mais evidente em crianças que já tenham distúrbios do comportamento. Isso mostra que os desenhos animados são apenas uma entre as muitas variáveis que interferem nas atitudes das crianças; aquelas que têm maior capacidade de se controlar lidam melhor com tais fatores;
4) o principal meio de evitar a influência negativa da violência da televisão é assisti-la junto com os filhos. A mediação ativa, na qual se conversa sobre o que está sendo visto, apontando não apenas os comportamentos negativos dos personagens, mas também as consequências para as vítimas, é eficiente em evitar a imitação de comportamentos agressivos.

Para mim, numa interpretação livre e algo controversa desses dados, pode-se concluir que a qualidade da televisão para as crianças é diretamente proporcional à qualidade dos seus pais.

Kirsh, S. J. (2006). Cartoon violence and aggression in youth. *Aggression and Violent Behavior, 11*, 547-557.
Bandura, A., Ross, D., & Ross, S. A. (1963). Imitation of film-mediated aggressive models. *The Journal of Abnormal and Social Psychology, 66(1)*.

76

COMO ELOGIAR SEUS FILHOS – E PREMIAR SEUS CIENTISTAS

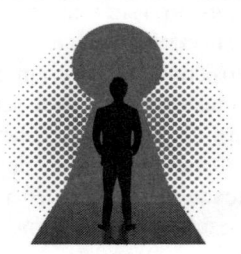

"Não pode elogiar que estraga." Provavelmente você já ouviu – ou disse – essa frase, muita usada quando alguém faz algo bom, mas, após ser elogiado por isso, deixa de agir de forma, digamos, "elogiável". Mas será verdade? Sabendo que reforços positivos são muito influentes em nossos comportamentos – até mais do que as punições – essa sentença parece equivocada. No entanto, ela traduz algo importante.

Há alguns anos uma pesquisa investigando o efeito dos elogios nas crianças fez muito sucesso ao apresentar resultados bastante contraintuitivos para a indústria dos *feedbacks* positivos. Funcionou assim: centenas de crianças entre 10 e 12 anos foram convidadas a realizar alguns testes, semelhantes a quebra-cabeças. Após a correção dos testes, elas eram informadas de que haviam acertado 80% das questões. Entretanto, enquanto uma parte era elogiada por sua habilidade ("Puxa, você deve ser muito inteligente para acertar tanto"), a outra parte recebia elogios por seu esforço ("Puxa, você deve ter se esforçado bastante para acertar tanto"), havendo também um grupo-controle, que só recebia o bom resultado.

Muitas consequências vieram dessa simples frase. Quando solicitavam às crianças que resolvessem novos problemas, fáceis, mas que não seriam muito instrutivos, ou difíceis, que tinham algo a ensinar mesmo para quem errasse, 67% das "inteligentes" escolheram o fácil, e 92% das "esforçadas" o difícil. Num teste seguinte, em que não iam bem, as primeiras atribuíam seu mau resultado à pouca habilidade para resolvê-los, as segundas diziam que não se esforçaram o suficiente. E não parou por aí: se lhes perguntavam como elas tinham ido nos testes, aquelas que receberam elogio pela *performance* mentiram quatro vezes mais as notas do que as que aprenderam que o mérito estava no esforço. E, como se não bastasse, nos retestes, as crianças elogiadas pelo esforço superaram seus escores anteriores, ao contrário das elogiadas pela inteligência.

Se você acha que isso só acontece com crianças, acaba de ser publicada uma pesquisa mostrando que a produtividade acadêmica de cientistas que recebem a Medalha Fields – o equivalente a um prêmio Nobel para matemáticos com menos de 40 anos – despenca depois do prêmio, enquanto a dos colegas de mesma idade não premiados aumenta. Pelo menos 50% desse declínio, conclui a pesquisa, se dá por mecanismos semelhantes aos que ocorrem nas crianças.

Claro que elogios e prêmios não são ruins, mas, se apontados para o lado errado, podem ser muito perigosos.

Mueller, C. M., & Dweck, C. S. (1998). Praise for intelligence can undermine children's motivation and performance. *Journal of Personality and Social Psychology, 75*(1), 33-52.

77

INTERAGIR COM OS FILHOS EMAGRECE

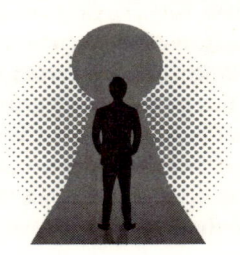

Criança tem tanta energia que ser pai de duas me fez emagrecer de tanto ficar atrás delas. No entanto, interagir com os filhos pode ser bom não só para os pais, mas também para as crianças saberem se controlar no futuro. Uma revisão recente da literatura científica mostrou que as interações sociais precoces, sobretudo o relacionamento que se estabelece entre pais e filhos, são essenciais para o desenvolvimento das funções executivas, aquele conjunto de ações mentais que devem ser realizadas para se alcançar um objetivo. Para tanto, é preciso conseguir inibir comportamentos e ter flexibilidade mental para mudar o plano de ação, atualizando constantemente as informações que chegam até nós. O maior desenvolvimento dessas habilidades é justamente na pré-escola, e o contato com outras pessoas é fundamental para tanto, pois ele é a melhor forma de as crianças aprenderem a definir objetivos, mudar perspectivas, controlar os impulsos, etc. Os dados indicam ainda que dos dois modelos de interação pai-filho possíveis – o de suporte e o de punição – o primeiro é o mais bem-sucedido no auxílio ao desenvolvimento das funções executivas nas crianças. A punição e a coerção têm sua eficácia prejudicada por não permitirem que a criança desenvolva seu autocontrole, aumentado o risco de se tornar um adulto impulsivo.

O famoso experimento do *marshmallow* mostrou que a capacidade de controlar impulsos em crianças está associada a diversos resultados positivos, como ter bons empregos e sucesso na vida adulta. O divertido vídeo das crianças tentando resistir a um doce por 10 minutos, para ganhar dois em troca, ilustra como até mesmo a obesidade está ligada à capacidade de adiar gratificações (https://www.youtube.com/watch?v=zu5F_kXyRwk). Como se não bastasse, o primeiro experimento controlado mostrando a importância do carinho acaba de ter sua história contada no livro *Romania's Abandoned Children*. Durante a ditadura comunista na Romênia, a política de estímulo à natalidade de Nicolae Ceausescu fez surgir uma quantidade absurda de órfãos. Além da abolição do controle de natalidade, o ditador criou uma "taxa de celibato" para pessoas com menos de cinco filhos. Com a pobreza crescente, muitas crianças passaram a ser abandonadas e, consequentemente, institucionalizadas. A abertura política trouxe a possibilidade de um estudo inédito – e impensável em outros contextos – comparando os efeitos da institucionalização *versus* a adoção no desenvolvimento mental das crianças.

Com a morte de Ceausescu e a abertura política, no início dos anos 2000 um grupo de pesquisadores norte-americanos conseguiu verba para a criação de uma rede de "adoção temporária" (*foster care*), que evidentemente não tinha vaga para os mais de 100 mil menores abandonados. Com isso, apenas algumas crianças eram enviadas para esses lares, enquanto a maioria permanecia no orfanato, o que era decido aleatoriamente. Os dados de acompanhamento foram analisados ao longo de dez anos, mostrando o efeito dramático da falta de cuidados pessoais para as crianças. Comparando o coeficiente de desenvolvimento, análogo ao QI em crianças, aquelas que permaneciam nos orfanatos tinham em média 10 pontos a menos do que as transferidas para um lar antes dos dois anos (e quase 30 a menos do que as nunca institucionalizadas). E a própria atividade cerebral medida por eletrencefalograma era muito maior nas adotadas, que tinham ainda menores índices de diversos problemas emocionais.

Claro que os pais amarem os filhos é mais regra do que exceção, mas é bom saber que "amar" não é suficiente se não vem acompanhado de interação e carinho.

Nelson, C. A. 3rd, Fox, N. A., & Zeanah, C.H. Jr. (2013). Anguish of the abandoned child. *Scientific American, 308*(4), 62-67.
Moriguchi, Y. (2014). The early development of executive function and its relation to social interaction: A brief review. *Frontiers in Psychology, 5*.
Graybiel, A. M., & Smith, K. S. (2014). How the brain makes and breaks habits. *Scientific American, 310*(6).

78

PADECER NO PARAÍSO? ALEGRIAS E AGRURAS DE TER FILHOS

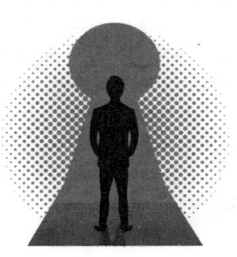

A humanidade não chegou a quase 7 bilhões por causa do amor, ouvi certa vez. Tem sentido, mas será que os filhos são meros efeitos colaterais indesejáveis do comportamento sexual?

A pergunta é válida, porque ter filho não é essa alegria toda que aparece nos comerciais de fralda. O vídeo Papai (https://www.youtube.com/watch?v=RJBy4ob_ePI), do Porta dos Fundos, capta bem o espírito ambíguo da experiência da paternidade – o balanço entre os custos de se ter um filho e a alegria que ele traz não é uma conta óbvia. Ela só é simples quando não pensamos nela. Seria mesmo o balanço positivo?

Não é de hoje que os cientistas sociais buscam uma resposta. No começo dos anos 2000, pipocaram estudos mostrando que ter filhos era um fardo: alegria, satisfação com a vida, qualidade do relacionamento, tudo seria atrapalhado pelas crianças. É claro que tais resultados não foram recebidos tranquilamente: quem tem coragem de dizer que um nenê lindinho traz infelicidade? Bem, talvez quem tenha de trocar fraldas de cocô, acordar de madrugada, lutar para dar comida, enfrentar doenças, contornar birras, pagar escola. Quando se faz a lista da carga que é ter um filho, o surpreendente é que nos surpreendamos com esses resultados.

> Filhos? Filhos
> Melhor não tê-los
> Noites de insônia
> Cãs prematuras
> Prantos convulsos
> Meu Deus, salvai-o!
> Filhos são o demo

Escreveu Vinícius de Moraes no *Poema enjoadinho*. No entanto, ainda assim, quando pensamos no assunto, tendemos a acreditar que as crianças trazem alegria. Algo de bom deve haver nessa aventura, afinal. Vinícius sabia disso também:

> Melhor não tê-los...
> Mas se não os temos
> Como sabê-los?
> Como saber
> Que macieza
> Nos seus cabelos
> Que cheiro morno
> Na sua carne
> Que gosto doce
> Na sua boca!

Contudo, apesar dessas alegrias serem muito intensas – quando começam a falar "papá", quando aprendem a andar, quando cantam para os pais embasbacados na escola –, elas não são diárias. Daí o contraste: quando se pensa de forma abstrata na paternidade, o que vem à mente são esses momentos, justamente por serem marcantes. Mas no dia a dia a molecada não está vestida de marinheiro mandando beijo de cima do palco. Está precisando de banho, comida ou disciplina.

Então, no final da década, novas análises foram feitas e se descobriu que os dados não estavam bem interpretados. Na verdade, a qualidade de vida das pessoas caía depois dos filhos, mas, entre pessoas casadas, ela aumentava. Aparentemente o problema não era ter filho, mas tê-lo num contexto em que as coisas deram errado: o casamento acabou, a gravidez não foi planejada, alguém enviuvou e assim por diante. Os pequenos não seriam o peso, apenas um amplificador: se a vida está boa, eles a melhoram; se não, o caldo pode entornar de vez com a chegada de um bebê. Parecia uma explicação definitiva, até que em 2015 novos achados foram publicados: a questão não é estar ou não casado, mas o quanto a sociedade em que se vive valoriza esse ponto. Em países nos quais não há uma norma tão rígida sobre a família biparental, não se encontrou piora na felicidade de quem tem filhos e não é casado.

Então, para resumir (muito) o que se sabe – até aqui, pelo menos: ter filhos traz alegria para quem encontra suporte. Seja do cônjuge, seja da comunidade. Eu costumo dizer que as crianças dão o mesmo tanto de trabalho e alegria (geralmente muito de cada um). E, quando temos companhia, multiplicamos a satisfação e dividimos o fardo. Por isso, o balanço acaba sendo positivo no final. E acho que Vinícius de Moraes concordaria:

> Chupam gilete
> Bebem shampoo
> Ateiam fogo
> No quarteirão
> Porém, que coisa
> Que coisa louca
> Que coisa linda
> Que os filhos são!

Hansen, T. (2011). Parenthood and happiness: A review of folk theories *versus* empirical evidence. *Social Indicators Research, 108* (1), 29-64.Angeles, L. (2009). Children and life satisfaction. *Journal of Happiness Studies, 11*(4), 523-538.
Stavrova, O., & Fetchenhauer, D. (2014). Single parents, unhappy parents? Parenthood, partnership, and the cultural normative context. *Journal of Cross-Cultural Psychology, 46*(1), 134-149.

79

CHEGA DE MENTIR PARA OS FILHOS (ELES SÓ SÃO ESPECIAIS PARA NÓS)

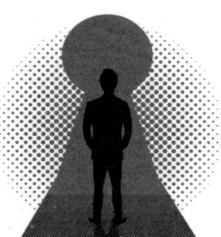

Sabe a sensação que nós temos de que os jovens estão cada vez mais narcisistas? Se você acha que eles pensam que são o centro do mundo, merecem um troféu por simplesmente existirem e tratam quem os contraria como vilões, é porque isso realmente está acontecendo. E em grande parte por nossa culpa.

Tudo começou lá pelos anos 1970, quando o conceito de autoestima se popularizou. Cientes dos problemas causados pela baixa autoestima – como prejuízos de relacionamento, pior desenvolvimento emocional e até risco de doenças como depressão e transtornos de ansiedade – resolvemos ajudar as crianças a desenvolver a sensação de que são valorosas e amadas. Cheios de boas intenções, passamos a elogiar os filhos, por vezes exageradamente e, pior, imerecidamente. Os efeitos desse movimento coletivo foram agora comprovados numa pesquisa inédita.

Acompanhando mais de 500 crianças entre 7 e 12 anos, por um período de um ano e meio, psicólogos da Holanda mediram, pela primeira vez, o impacto que os elogios exagerados têm sobre elas. Notaram que, quando os pais supervalorizam as crianças, elas começam a acreditar que são especiais, que merecem "algo a mais", que terão sucesso garantido – independentemente do esforço. Ou seja, tornam-se pessoas com fortes traços

narcisistas. E o que é pior: essa técnica é ineficaz. Provavelmente o tiro sai pela culatra, pois, quando essas pessoas caem no mundo e percebem que não serão premiadas de graça nem garantirão um lugar privilegiado por serem tão especiais, a frustração pode ser enorme. É praticamente uma bolha especulativa da autoestima: quando o mercado da vida mostra o quanto os valoriza de verdade, a bolha estoura – de forma traumática.
Como, então, melhorar a autoestima das crianças? Os resultados mostraram que tinham boa autoestima os filhos de pais carinhosos, que demonstraram afeto genuíno, valorizando e elogiando os bons comportamentos. O reforço positivo foi eficaz, sem o efeito colateral de aumentar traços narcísicos.
Portanto, segure o impulso de dizer para seus filhos que eles são especiais. Não são. Filhos são especiais para os pais – para todos os outros, eles terão de fazer por merecer.

Brummelman, E., Thomaes, S., Nelemans, S., Orobio de Castro, B., Overbeek, G., & Bushman, B. (2015). Origins of narcissism in children. *Proceedings of the National Academy of Sciences, 12(12)*, 3659–3662.

80

LEIA PARA SEUS FILHOS, COM SEUS FILHOS, PELOS SEUS FILHOS

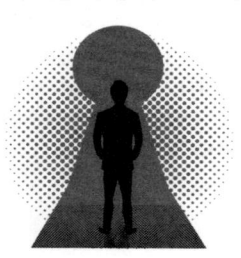

Há pouco tempo, meus pais me deram dois livros que liam para mim quando era criança. Lembro que adorava aquele cachorrinho laranja, Pingo, que nos ensinava cores, formas, números e animais. Mas o que mais me espantou foi ver que meu filho de quatro anos adorou o livro, escrito quarenta anos atrás.

Uma das melhores coisas que você pode fazer pelos seus filhos é colocá-los em contato com livros. Vários estudos já mostraram como expor as crianças à linguagem escrita é importante. Do desenvolvimento da empatia às habilidades verbais, da tolerância ao desenvolvimento de vocabulário, várias habilidades são estimuladas pela leitura. Um grande estudo europeu foi além e mostrou que crescer entre livros está relacionado a maior ganho financeiro na idade adulta. Analisando dados de nove países europeus, descobriu-se que pessoas que, na infância, tiveram contato com dez livros ou mais (fora os livros escolares) ganhavam em média 9% a mais por ano do que as outras. Pode não ser um efeito direto do livro, claro, mas simplesmente um sinal de que a família já tinha dinheiro para livros ou que valorizava a educação, mas nunca se sabe.

Boa parte do impacto da leitura no desenvolvimento vem do enriquecimento do vocabulário. Crianças aprendem mais palavras quando expostas à linguagem do que quando ensinadas diretamente; e a linguagem escrita é mais eficaz nessa construção de vernáculo do que a linguagem oral. Se não por outro motivo, porque ela é muito mais rica. Estudos em inglês dão prova disso. Pesquisadores fizeram um *ranking* de frequência da utilização das palavras, classificando-as da mais usada ("the", em inglês) para as menos frequentemente empregadas. Consideraram então como comuns as 10 mil palavras mais usadas e como raras aquelas colocadas mais abaixo no *ranking* (ou seja, menos utilizadas: "Amplifier" [amplificador], por exemplo, estava na posição 16.000, considerada rara; ao contrário de "shrimp" [camarão], que estava em 9.000). Compararam, então, o conteúdo da linguagem oral em diferentes contextos (programas de televisão para adultos, para crianças, desenhos animados, diálogos entre estudantes universitários e testemunhos de peritos judiciais) com o conteúdo da linguagem escrita também em meios distintos (resumos de artigos científicos, jornais, revistas, livros adultos, quadrinhos, livros infantis e livros pré-escolares). Colocando os resultados no papel, viram como a linguagem falada é pobre em comparação à escrita. Quando fizeram uma média do *ranking* de frequência das palavras usadas, os livros pré-escolares se mostraram mais complexos do que praticamente todas as formas de linguagem oral. Além disso, ao contar diretamente as palavras raras, os livros infantis tinham proporcionalmente mais delas do que todas as formas de linguagem oral.

Conhecer palavras é fundamental para compreender o mundo. A importância de aprender a dar nome para as coisas fica clara, por exemplo, nos exercícios de autocontrole emocional. É muito mais fácil conseguir se controlar quando se identifica a emoção que se está sentindo. Mas isso é quase impossível se não sabemos seu nome. Gosto do exemplo do teólogo Paul Tillich, que disse que "A linguagem criou a palavra solidão para expressar a dor de estar sozinho. E criou a palavra solitude para expressar a glória de estar sozinho". Mudando apenas uma palavra, podemos descrever a mesma pessoa, na mesma situação, tendo sentimentos opostos.

Não sei como anda o hábito de ler para as crianças depois da revolução digital. Espero que os pais não abandonem os livros (seja em que formato for). Porque se, por um lado, a palavra escrita muda para se adaptar à velocidade da internet e da comunicação moderna, por outro, o cachorrinho Pingo nos mostra que as crianças não mudaram tanto assim.

Cunningham, A. E., & Stanovich, K. E. (1998). What reading does for the mind. *American Educator, 22* (1-2), 8-15.

81

BURNOUT PATERNO OU: VOCÊ NÃO PRECISA TER VERGONHA DE SE CANSAR DOS FILHOS

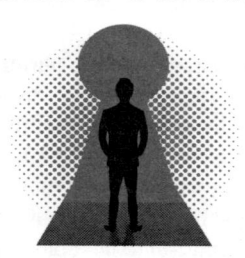

No mês das crianças, observo um fenômeno parecido com o que acontece na época de Dia das Mães, Dia dos Pais e até mesmo no Dia dos Namorados e no Natal: a proliferação de propagandas que mostram como é lindo ser pai, ser mãe, como a infância é maravilhosa, como relacionamentos curam as tristezas e como as famílias são felizes. Ninguém se lembra de dizer que esse é só um dos lados. Em relacionamentos de verdade, além das alegrias, há também frustração, desgaste, insatisfação, raiva. No entanto, paradoxalmente, é por isso que as propagandas funcionam: elas apresentam um mundo plenamente feliz (que não é o nosso e, por isso, desperta nosso desejo) e atrelam seu produto a essa imagem.

O caso da relação entre pais e filhos é emblemático. A paternidade, vendida como a maior bênção que um ser humano é capaz de experimentar, traz de fato a possibilidade de se viver um vínculo afetivo inexistente em qualquer outra relação. Mas, até por conta dessa entrega tão grande, da busca incessante do melhor para os filhos, da luta por deixar sua vida perfeita, um problema silencioso começa a corroer a vida emocional dos pais: o *burnout* paterno.

Descrita na década de 1970, até hoje a síndrome de *burnout* não é considerada propriamente uma doença, sendo mais bem caracterizada como um conjunto de reações diante de alguma situação. Que tipo de situação? Qualquer uma que envolva estresse interpessoal crônico.

Os fatores de risco para o *burnout* incluem demandas muito grandes, envolvimento emocional intenso, trabalho em turnos, tarefas imprevisíveis, baixa autonomia, atividade não valorizada socialmente, comunicação deficiente entre as partes. Quanto mais dedicadas e idealistas forem as pessoas, maior o risco. Seus sintomas são divididos em três grupos: a exaustão emocional, marcada por fadiga, sensação de baixa energia e de esgotamento da energia emocional; a despersonalização, quando a pessoa se torna cínica, indiferente ao objeto dos seus cuidados; e a perda de realização pessoal, quando todo o trabalho passa a ser visto como insuficiente, inútil até.

Agora leia o parágrafo anterior novamente, dessa vez pensando não numa profissão, mas no trabalho dos pais. Demanda excessiva, imprevisibilidade, turnos, desvalorização, comunicação ruim, idealismo. Não estranha que pais sejam afetados pelo *burnout*, não é? Ainda no final dos anos 1980, estudiosos relataram que ao menos duas das três dimensões da síndrome afetavam os pais: a exaustão emocional e a perda de realização.

Nesse caso, contudo, o problema é agravado pela negação. Como somos obrigados a tratar a paternidade como uma dádiva perfeita, é frequente nos recusarmos a reconhecer seus aspectos negativos. Com isso, vamos adoecendo e arrastando um sofrimento crescente sem nos darmos conta. E nos sentimos culpados por não alcançarmos aquela beatitude das propagandas sempre que estamos com nossos filhos.

Bom, não precisamos nos sentir culpados. Filhos dão, sim, muita alegria, mas dão o mesmo tanto de trabalho. É urgente reconhecer que somos capazes de amar e ter raiva ao mesmo tempo, de querer esganá-los e desejar que vivam para sempre, de rir e chorar. Enquanto não admitirmos que, como em qualquer relação, pais e filhos podem e vão atravessar momentos de felicidade e infelicidade, continuaremos fingindo que as crianças são perfeitas e que ser pais é viver em perpétua euforia. E continuaremos nos decepcionando, na melhor das hipóteses, ou adoecendo, na pior delas.

82

O IPHONE IRÁ MESMO DERRETER O CÉREBRO DO SEU FILHO?

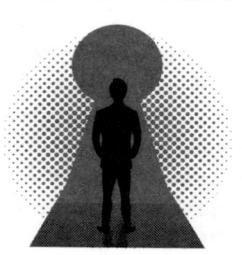

Uma das maiores dissociações entre opiniões e comportamentos diz respeito ao uso de celulares por crianças: todo mundo acha que faz mal, mas todo mundo deixa os filhos brincarem ou verem vídeos para ter paz. No jornal *The Guardian* certa vez esse assunto chegou a virar manchete: "Pesquisa mostra que *iPads* e *smartphones* podem danificar o cérebro de crianças". Pânico nos pais.

Podemos identificar ao menos dois fatores que contribuem para esse alarmismo: a *leitura superficial* – e carregada nas tintas – que a mídia muitas vezes faz dos artigos científicos e a tendência que novas tecnologias têm de gerar esse *pânico moral*.

Começando pelo segundo, a antropóloga australiana Genevieve Bell, vice-presidente na Intel Labs, acredita que nem toda tecnologia leve a sociedade ao desespero. No entanto, quando as novidades alteram de uma só vez nossa relação com o *tempo*, o *espaço* e os *outros*, as pessoas tendem a surtar. Sempre foi assim: é famosa a crítica que Sócrates faz da escrita, prevendo que ela acabaria com a memorização e a argumentação. De fato, ninguém mais decora a *Ilíada*, mas quem tem coragem de pregar contra os livros? O telefone, da mesma forma, foi criticado por ser uma ameaça à habilidade de conversar face a face. Alguém disposto a extingui-lo?

Não lembro, no entanto, de ouvir grandes profecias contra o *e-mail*, por exemplo. Sendo apenas uma carta mais rápida, ele alterou apenas nossa relação com o tempo. Não é de se estranhar, portanto, a gritaria com relação aos *smartphones*. Muito mais do que ser telefones portáteis, seus milhões de aplicativos possibilitam mudanças em todas as esferas da vida humana. Natural que causem medo.

É aí que entra o segundo ponto. Cabe à ciência *esclarecer* a sociedade sobre os impactos dos avanços tecnológicos. Isso é feito com pesquisas, experimentos, estudos observacionais e assim por diante. Antes de encontrar as respostas, contudo, os cientistas devem elaborar as perguntas. Foi o que tentaram fazer os autores do famigerado artigo científico que deu origem a essa avalanche de notícias. Publicado na prestigiosa revista *Pediatrics* em janeiro de 2015, o texto propõe uma agenda científica: notando que as pesquisas vêm avançando muito mais lentamente do que a disseminação do uso de *smartphones* por crianças, os autores conclamam a comunidade a se debruçar sobre o tema. Mas, ao contrário da leitura sensacionalista que caiu nas redes sociais, eles citam trabalhos que mostram *aspectos positivos* das novas tecnologias (como o aumento das habilidades literárias) e outros *negativos* (maior distraibilidade por conta dos múltiplos estímulos concomitantes). Além disso, perguntam-se –*perguntam-se*, é bom frisar – se a capacidade de acalmar rapidamente as crianças não as estaria privando de desenvolver mecanismos de controle emocional. Belíssima questão. A ser respondida. O pânico surgiu apenas nas manchetes apressadas e histriônicas. Qual é a *grande recomendação* do artigo? Que os pais *sentem com os filhos*, mexam nos aparelhos *junto com eles*, saibam quais aplicativos têm usado. Conselho válido desde os tempos do telégrafo.

O *The Guardian* posteriormente corrigiu a manchete para uma versão bem mais amena, mantida até hoje: "*Tablets* e *smartphones* podem afetar o desenvolvimento social e emocional das crianças, especulam cientistas". Agora sim. Se podem afetar, podem também não afetar. Isso ainda é uma especulação. É uma boa pergunta, que ainda espera uma resposta.

Radesky, J. S., Schumacher, J., & Zuckerman, B. (2015). Mobile and interactive media use by young children: The good, the bad, and the unknown. *Pediatrics, 135*(1), 1-3.

83
EDUCAR PARA A DESOBEDIÊNCIA

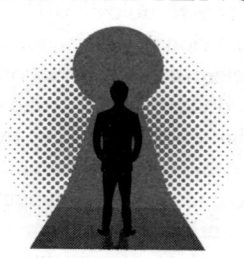

Dar educação é algo muito diferente de educar. Na verdade, é o oposto. Educar é ensinar como encontrar a verdade; dar educação é ensinar como escondê-la. Educar é promover o desenvolvimento do raciocínio, estimular a capacidade crítica, encorajar o aprofundamento nas questões. Dar educação é ensinar a não falar o que se está pensando, não apontar o que se está vendo, não se alongar em assuntos impertinentes. Educar cria gente incômoda. Dar educação cria gente acomodada. Mas ambos são necessários.

Não seria possível – ou, do meu ponto de vista, desejável – criarmos uma sociedade de gente "sem educação". Não gosto que soltem pum na minha frente, mas, se acontecer de eu soltar, não quero que comentem. Nem todas as verdades podem ser ditas, para o bem da harmonia entre as pessoas. Não é prudente andarmos desafiando as leis de trânsito. No entanto, paradoxalmente, um bando de gente absolutamente educada teria dificuldade de promover avanços na sociedade. A lei, a ordem e as regras são essencialmente conservadoras: por definição, elas existem para manter as coisas como estão. A obediência total seria paralisante. E perigosa: é famoso o exemplo dos carrascos nazistas levados a julgamento que se defendiam dizendo que estavam apenas cumprindo ordens, sendo obedientes. Mesmo os juízes alemães que condenaram judeus baseados em leis que hoje nos parecem absurdas alegavam, posteriormente, que só estavam cumprindo a lei – não é para isso que serve um juiz? – perguntavam. Veja como também é preciso saber desobedecer.

Nós, pais e professores, sabemos muito bem disso tudo. Mas como lidamos com a contraditória tarefa diariamente imposta de educar e dar educação ao mesmo tempo? Tentamos desesperadamente desviar o olhar dos nossos filhos e alunos do ponto essencial – a possibilidade de questionamento – para a questão colateral de qual é a fonte das regras. Mais ou menos assim: se sou "eu" ou alguma "autoridade" que está falando, obedeça; se são as "suas companhias", questione. Claro que isso se sustenta por pouco tempo. Uma vez que a objeção se torna uma ferramenta, seu alcance deixa de ser controlável.

Existe uma solução, mas ela é trabalhosa. Em primeiro lugar, poderíamos aceitar a realidade desse paradoxo, ensinando aos jovens desde logo que tudo pode ser questionado. O medo que nos assola nesse momento é o da perda de poder: e se eles resolverem questionar tudo? Seremos capazes de justificar todas as regras? Será a anarquia? Não necessariamente, se também transmitirmos os fundamentos da vida em sociedade: a dignidade absoluta da vida humana, o exercício da empatia, o consequente respeito ao próximo. Esses aspectos, contudo, não são simplesmente "ensináveis"; antes, são assimilados pela observação. Então, só mesmo construindo esse "ethos educado" é que podemos "dar educação". O escritor norte-americano Alfie Kohn chama essa postura de "rebeldia reflexiva" – quer se rebelar? Tudo bem, mas justifique racionalmente o porquê.

Difícil, não é? Tão mais fácil dizer "Porque eu estou mandando" ou "Porque senão a polícia prende". Tão mais complicado buscar o discernimento do certo e do errado, para além das normas, mantendo o foco no outro. Mas não vejo outra saída, pois, como disse Jean Jaurès: "Ninguém ensina o que sabe. Ninguém ensina o que quer. Só se ensina o que se é".

84

NÃO GRITE COM SEUS FILHOS – ALÉM DE NÃO EDUCÁ-LOS, PODE AGRAVAR O PROBLEMA

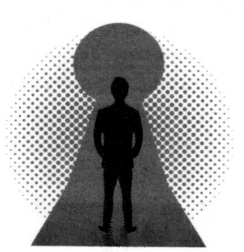

Se você nunca viu o comediante Louis C. K. em ação, vale a pena conhecê-lo. Como a maioria dos bons humoristas, ele tem uma enorme capacidade de nos confrontar com alguns aspectos bem desagradáveis da nossa natureza, fazendo-nos rir de nós mesmos.

Num de seus *stand-ups*, ele passa um bom tempo refletindo sobre a criação de filhos. Pai separado de duas meninas, de sete e três anos na época, não lhe faltam exemplos de situações tão difíceis como hilárias. Perto do fim do *show*, ele conta a história de um dia em que brigou com a filha menor – e tenta se justificar relatando uma sequência de provocações, birras e acidentes domésticos de chorar de rir. "Mas com uma criança de três anos", ele conclui, "a culpa é sempre sua". A gente faz papel de idiota quando as agarramos pelos braços e gritamos: "Você não está entendendo?". "Não, pai, eu tenho três anos, não desenvolvi meu cérebro ainda. Espere uns anos".

Como em toda comédia digna, fui obrigado a pensar. E me lembrei de momentos em que perdi a paciência com os meus filhos. Quando cansado, irritado, furioso até, me deixei levar pela raiva, agindo de uma forma em que já não dava para dizer se estava disciplinando ou descontando.

Louis C. K. está certo. Não se educa dessa maneira.

Um grande estudo feito pela Universidade de Pittsburgh acompanhando quase mil famílias, com pai, mãe e filhos com treze ou quatorze anos mostrou que existe um círculo vicioso de hostilidade. Os problemas de comportamento dos filhos levam os pais a usar mais punições verbais inadequadas (gritos, ameaças, ofensas, humilhações). O uso dessas punições, contudo, não disciplina de fato; ao contrário, elas causam mais problemas comportamentais, começando tudo de novo. Hostilidade gerando hostilidade. Além disso, o risco de desenvolver um quadro depressivo também aumenta para o filho que é submetido a punições verbais.

A pergunta que fica é: a quem cabe quebrar esse círculo vicioso? (Dica: o autocontrole melhora com o tempo.) A resposta é óbvia. Não tem sentido esperar que os filhos com problemas de disciplina melhorem para, então, os pais pararem de gritar com eles. A iniciativa cabe aos pais.

Não estou dizendo que é fácil nem que será sempre possível manter o sangue frio, mas é fundamental ter isso como objetivo. A alternativa é gritar cada vez mais alto por causa de problemas cada vez maiores. Até que todos fiquem surdos.

Wang, M., & Kenny, S. (2014). Longitudinal links between fathers' and mothers' harsh verbal discipline and adolescents' conduct problems and depressive symptoms. *Child Development, 85*(3), 908-923.

PARTE 4

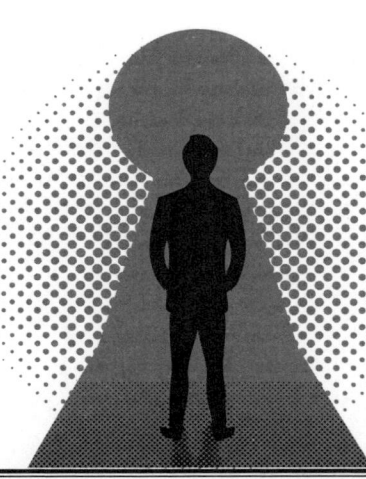

POLÍTICA

85

SOFRIMENTO E DESPERDÍCIO – A IDEOLOGIA E A POLÍTICA NO DÉFICIT DE ATENÇÃO

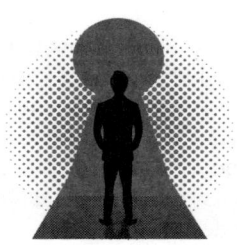

No meio de qualquer briga geralmente quem apanha é o mais fraco. É por isso que, quando há brigas ideológicas no nível das políticas públicas, quem sofre mesmo é a população. Se forem crianças, então...
Tomemos o caso do déficit de atenção. Poucos diagnósticos são mais patrulhados, debatidos e questionados do que o famigerado TDAH. Há quem diga que essa é uma doença da moda e da modernidade, e há quem se esforce para demonstrar seus componentes biológicos. Até aí, tudo bem, a controvérsia faz parte da ciência, e é assim que o conhecimento avança. Quem deseja refletir realmente sobre o tema, de maneira não preconceituosa, há de levar em conta os dois lados. É legítima a preocupação de quem teme um abuso do diagnóstico e o uso excessivo de medicamentos estimulantes. Entretanto, não menos relevante é o grande número de pessoas doentes sofrendo por não terem acesso ao tratamento adequado. Ambos os problemas podem ocorrer.
Independentemente de em qual canto do ringue o sujeito se coloque, se não está cego pela ideologia, não pode ignorar as evidências. Quando temos a humildade de reconhecer que nosso cérebro não dá conta de lidar com realidades complexas e nos rendemos aos dados, não confiando só

em nossas opiniões, temos o privilégio de poder mudar de ideia quando estamos enganados. Prazer que infelizmente poucos apreciam. Voltando ao TDAH. Sim, há exagero no diagnóstico, mas os dados parecem apontar que o problema do subdiagnóstico é muito pior. Uma pesquisa científica brasileira publicada em 2015 estima, a partir do cruzamento de dados nacionais e internacionais, que mais de 200 mil jovens entre 5 e 19 anos não estejam recebendo o tratamento que deveriam. Isso ocorre porque razões ideológicas impedem a criação de uma política de acesso às medicações. O que é absurdo por ao menos três razões:

1 – Razão legal – o SUS é universal e integral e, portanto, deve garantir a todas as pessoas todo tratamento necessário. É por isso que os pacientes conseguem a medicação se entram com pedidos na justiça. E o recurso ao judiciário nesses casos é sempre bem-sucedido. Por quê? Porque quando as evidências falam, as convicções calam, e o Estado é obrigado a se render aos dados científicos e garantir o tratamento a quem dele precisa.

2 – Razão ética – não se pode, com base numa ideologia, condenar alguém a sofrer de algo que poderia ser tratado. Você pode ou não querer dar remédio para seu filho, mas, quando se fala em políticas públicas, as decisões deveriam se pautar em dados, não em opiniões. É desumano negar remédio a quem dele poderia se beneficiar – se quisesse – somente porque tem gente que é contra psicotrópicos.

3 – Razão financeira – o mesmo artigo estima que haja um grande custo em não se tratar essas centenas de milhares de crianças. Apenas com repetição escolar e idas a prontos-socorros (crianças com TDAH não tratadas repetem mais de ano e se acidentam mais), o Brasil estaria desperdiçando R$ 1,8 bilhão. Se o governo investisse em tratamento, economizaria três vezes mais do que gasta hoje.

Infelizmente, muitas vezes pessoas que detêm o poder de decidir têm um enviesamento ideológico claro. Tudo bem, eles que acreditem no que quiserem, mas não posso ficar do lado de quem prefere insistir em brigar quando quem está apanhando são as crianças e os jovens que precisam de tratamento.

Maia, C. R., Stella, S. F., Mattos, P., Polanczyk, G. V., Polanczyk, C. A., & Rohde, L. A. (2015). The Brazilian policy of withholding treatment for ADHD is probably increasing health and social costs. *Revista Brasileira de Psiquiatria, 37*(1), 67-70.

86

MENTES CORROMPIDAS – POR QUE SE ROUBA TANTO?

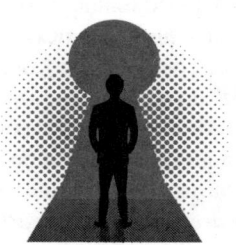

Será que o brasileiro se cansou realmente da corrupção? Ou a Lava-jato e seus desdobramentos serão, assim como o Michel Teló e as paleterias, um fenômeno que mobiliza o Brasil inteiro, mas acaba em dois verões? Numa tentativa de alimentar minha esperança (que ainda luta contra minha desconfiança) de que a indignação perdure, resolvi contribuir para o debate ao longo de cinco artigos. É evidente que não é possível esgotar o assunto, mas introduzindo variáveis como a personalidade do corrupto, o impacto emocional do dinheiro, as relações entre o cérebro e a desonestidade; mais do que reduzir o problema da corrupção ao cérebro ou à mente das pessoas, meu anseio é ampliar o debate público, colocando em cena esses elementos que pouco são discutidos.

Um dos primeiros pontos que chamam a atenção de quem olha para os escândalos nacionais é: será que os políticos corruptos não sentem nem uma pontinha de culpa? Onde foi parar a consciência deles? Conseguiriam dormir em paz?

Aposto que sim. Em grande parte, por conta do próprio poder que eles têm. Esse poder mexe de maneira tão intensa com a mente que modifica – inconscientemente – a isenção do raciocínio moral.

Há poucos anos, foi realizado um experimento que colocava voluntários em posição de poder ou de submissão e, depois, pedia-lhes para avaliar se algumas atitudes (dos outros e deles mesmos) eram aceitáveis ou condenáveis, como sonegar imposto ou violar regras de tráfego. Os resultados mostraram que as pessoas "poderosas" eram mais rígidas na condenação dos outros e muito mais tolerantes com as próprias violações. "Será que o poder daria uma sensação de direito privilegiado, fazendo que as pessoas justificassem tão descaradamente seus atos?", questionaram os pesquisadores. Para testar essa hipótese, eles criaram cenários alternativos em que as pessoas poderosas perdiam a legitimidade de sua posição – ou seja, não seriam "especiais" de verdade. Nessas condições, a diferença nas justificativas morais entre os voluntários com ou sem poder desapareceu.

Não estou afirmando aqui que todos os políticos eleitos serão necessariamente desonestos em paz de espírito. Como disse Lord Acton no século XIX, "O poder *tende* a corromper" [grifo meu]. A corrupção não tem uma só causa, mas vários fatores de risco associados à sua ocorrência.

Quem sabe trazer à luz (mais) alguns desses fatores nos ajude a compreender esse fenômeno tão arraigado e tão pernicioso que ocorre no mundo todo, mas que nos assola como praga no Brasil.

Lammers, J., Stapel, D., & Galinsky, A. (2010). Power increases hypocrisy: Moralizing in reasoning, immorality in behavior. *Psychological Science, 21*(5), 737-744.

87

SUJE-SE GORDO! – MENTES CORROMPIDAS, PARTE 2

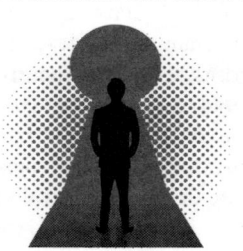

O que se passa na cabeça de um corrupto? Essa é a pergunta que estamos tentando responder na série "Mentes corrompidas". Anteriormente, vimos que quando alguém é investido de poder tende a considerar suas faltas menos graves, sendo mais duro no julgamento dos outros, no que é chamado de hipocrisia moral. Mas o que acontece depois que o sujeito decide roubar?

Sim, porque de forma geral ninguém é a favor da corrupção. A honestidade é vista como um valor universal, e todos sustentamos que o correto é agir dentro das leis e das normas. Por conta dessa postura que apregoamos, quando nos comportamos de maneira desonesta, temos uma sensação bem desagradável da qual tratamos de nos livrar o mais rápido possível. É a chamada **dissonância ética** (subtipo de dissonância cognitiva que ocorre quando pensamos de uma forma, mas agimos de outra). Para nos livrarmos do mal-estar, tentamos abandonar o comportamento; quando isso não é possível (por ser passado, por ser algo de conhecimento público, etc.), alteramos então nossas próprias crenças. Entretanto, há crenças que não podemos mudar (p. ex., não dá para defender que a corrupção seja correta) e então passamos aos maiores exercícios mentais para reduzir a gravidade do malfeito. Seja embaralhando a verdade, justificando os fins pelos meios ou apontando a desonestidade alheia, sempre damos um jeito de nos convencer de que não erramos tanto assim.

E o mais estranho é que o tamanho da culpa é inversamente proporcional aos ganhos com a desonestidade. A dissonância ética parece ser maior, incomodar mais, quando alguém age contra os princípios que defende e lucra pouco com isso.

No conto *Suje-se gordo*, Machado de Assis conta a história do julgamento de um sujeito que havia roubado uma pequena quantidade de dinheiro. Um dos membros do júri, chamado Lopes, disse aos outros que sua indignação vinha não do crime, mas do valor irrisório roubado: *"Tudo por uma miséria, duzentos mil-réis! Suje-se gordo! Quer sujar-se? Suje-se gordo!"*. A condenação foi unânime. Anos depois, o narrador se vê em outro júri, e, dessa vez, o criminoso era não outro senão o próprio Lopes. Era acusado de roubar grande monta de dinheiro, mas foi absolvido, convencendo os jurados de sua inocência. Já que foi se sujar, sujou-se gordo e saiu ileso.

O conto ilustra este último aspecto da dissonância ética. Quando se ganha pouco por ferir nossas próprias regras, tenta-se com mais força distorcer a verdade. Achamos intolerável a ideia de nos vendermos barato e nos convencemos de que a crença original é que estava errada. Já quando os ganhos são grandes, aceitamos melhor o comportamento criticável – sim, errei, mas pelo menos ganhei muito. E mais interessante: isso também vale para quando avaliamos o comportamento dos outros. Cientistas chineses e norte-americanos demonstraram que, quando testemunhamos infrações cometidas por dinheiro, tendemos a considerar mais condenáveis as pessoas que ganharam pouco. Quando o volume de dinheiro é maior, colocamos nele – no dinheiro – parte da culpa.

Está feita a armadilha. Todos temos de cor um discurso contra a corrupção, mas, quando temos a oportunidade de obter algum ganho de forma ilegal (comprando DVD pirata, baixando músicas, subornando guardas, comprando sem nota, andando na faixa de ônibus, sonegando imposto – você escolhe), muitas vezes optamos por esse caminho, justificando nossos atos como menores, desprezíveis no cenário geral, não tão errados assim, etc. E a pequena corrupção não para. Assim, aqueles que, como o Lopes do conto, "sujam-se gordo" tendem a roubar cada vez mais para se sentir melhor. E a grande corrupção também não para.

Nada disso desculpa os corruptos, é evidente. No entanto, mostra que a honestidade é um bem frágil e que não deveria ser tão constantemente posta à prova. A melhor maneira de criar uma sociedade honesta talvez não seja pedindo aos cidadãos que tenham fibra moral para resistir à tentação de se corromper, mas que tenham coragem de criar instituições que não lhes deem chance de tentar.

Xie, W., Yu, B., Zhou, X., Sedikides, C., & Vohs, K. (2014). Money, moral transgressions, and blame. *Journal of Consumer Psychology, 24*(3), 299-306.

88
O CÉREBRO IMORAL – MENTES CORROMPIDAS, PARTE 3

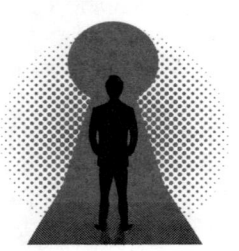

Nos dois primeiros textos da série "Mentes corrompidas", vimos que as mentes corruptas podem ser influenciadas pelo poder – o sujeito passa a se achar menos condenável que os outros por ser poderoso (hipocrisia moral) – e também pelas atitudes – depois de se corromper, as pessoas se convencem de que não era errado, para fugir da dissonância ética. Mas o que será que acontece no cérebro corrompido?

A corrupção é uma atitude que resulta de um cálculo no qual pesam dois fatores principais: a importância que se dá às normas sociais e o risco de ser pego. Outras variáveis podem influir na decisão, como a quantidade roubada, quem será prejudicado, por quanto tempo durará o crime, o meio de perpetrá-lo, etc., mas de uma maneira ou outra estão todas atreladas aos dois primeiros. Quanto mais se consideram os valores da sociedade, menor a chance de violá-los. Como menor também é a chance de fazer algo errado na proporção que cresce a chance de ser flagrado. Essa tomada de decisão moral, como todas as outras, no fim das contas, depende de um cérebro bem afinado, sobretudo no componente emocional.

Um dos modelos usados para compreender a relação entre cérebro e comportamento moral é o da psicopatia. Embora não exista uma causa para ela, nem um exame cerebral que a diagnostique, sabe-se que, de forma geral, o cérebro dos psicopatas funciona de forma diferente do das outras pessoas. Sua frieza, baixa reação emocional e ausência de medo devem-se – ao menos em parte – a um menor funcionamento das estruturas cerebrais chamadas amígdalas (nada a ver com as da garganta). Elas captam sinais de perigo e ameaças e disparam reações físicas automáticas, como aceleração do coração e sudorese, reações que os psicopatas não apresentam (daí serem literalmente frios). Mas tais reações não se devem apenas ao que vemos e ouvimos, devem-se também à forma como interpretamos as situações com base em memórias, conhecimento e raciocínio – o que ocorre numa outra região do cérebro com o longo nome de córtex pré-frontal ventromedial (VMPFC, na sigla em inglês). É nessa região que ocorre a deliberação, onde os aspectos emocionais e racionais são calculados, e a decisão é tomada. Pacientes que sofrem lesões neurológicas nessa área mudam seu comportamento e tornam-se mais indiferentes aos demais, egoístas, decidindo de forma mais imediatista e irresponsável – não por acaso tal condição é por vezes chamada de "psicopatia adquirida".

Se muitas vezes deixamos de fazer o que queríamos, é por conta desses freios emocionais que faltam aos psicopatas. Não falo só de sermos capazes de resistir àquela vontade de avançar no pescoço de alguém. É também não trapacear no trabalho para conseguir uma promoção; não prejudicar um amigo por dinheiro; não pegar da geladeira o último pedaço de doce que não é nosso. Imaginamos que as pessoas afetadas irão sofrer, o que nos faz pensar duas vezes. Além disso, o medo de ser pego também nos segura. Esses dois breques comportamentais absolutamente faltam nos psicopatas e parcialmente nos corruptos. Como a corrupção é sempre lesiva para alguém, para se corromper a pessoa tem de superar os sentimentos negativos que seu ato gera, além de passar por cima do medo.

Claro que nem todo corrupto tem o diagnóstico de psicopatia (a maioria não deve ter), mas fica evidente que corromper-se é, em alguma medida, pensar como um psicopata. É buscar o máximo de ganho com o mínimo de esforço, pagando por isso apenas o preço de lesar os outros. E é o tamanho desse "apenas" que diferencia o cidadão que opta por não roubar, o corrupto que supera sua culpa e o psicopata incapaz de empatia.

E nós, com que tipo de cérebro queremos pensar nosso país?

Sobhani, M., & Bechara, A. (2011). A somatic marker perspective of immoral and corrupt behavior. *Social Neuroscience, 6*(5-6), 640-652.

89
O DINHEIRO NOS FAZ EGOÍSTAS – MENTES CORROMPIDAS, PARTE 4

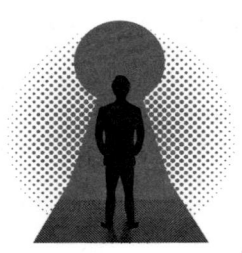

Corrupção é praticamente sinônimo de desvio de dinheiro. A palavra até tem outros significados, mas o uso do dinheiro de forma imprópria para obtenção de alguma vantagem é tão forte que, quando ouvimos a palavra "corrupto", logo pensamos nele. E o dinheiro é de fato um dos mais fortes fatores de risco para a corrupção.

Vários estudos, em diversas culturas, apontam para o mesmo fenômeno: quando somos levados a pensar no conceito de dinheiro, tornamo-nos mais individualistas, autossuficientes, menos altruístas e mais indiferentes ao outro. Em experimentos conduzidos com voluntários, aqueles lembrados do vil metal demoravam o dobro de tempo para pedir ajuda na realização de tarefas difíceis, por exemplo, e gastavam quase metade do tempo ajudando alguém. Quando lhes era dada oportunidade de contribuir financeiramente para uma causa, doavam 42% a menos do que os demais. Num dos testes mais curiosos, o pesquisador derrubava uma caixa de lápis na frente dos sujeitos, e aqueles que estavam com dinheiro na cabeça recolheram 10% a menos de lápis. Não só isso: ao serem orientados a formar duplas, eles se sentavam mais longe de seus pares e, mesmo quando atuar em grupo aliviaria a carga de trabalho, 83% escolhia trabalhar sozinho, contra 31% dos outros.

Cientistas de Singapura resolveram testar se esses efeitos também aconteceriam entre pessoas conhecidas, e não apenas entre estranhos, como no caso das pesquisas norte-americanas. Eles testaram estudantes na Índia, onde ajudar os outros é um dever moral, e obtiveram resultados semelhantes. Estudantes levados a pensar em dinheiro gastavam menos tempo ajudando o pesquisador e sentiam menos responsabilidade moral de ajudar o próximo (a não ser em situações graves, como doar sangue para alguém que estivesse necessitando – nesse caso, não houve diferenças). Os mesmos cientistas testaram, dessa vez em norte-americanos, se esses efeitos aconteceriam em casais. E – surpresa – quem teve o raciocínio desviado para cálculos financeiros sentia-se menos disposto a ajudar o parceiro romântico e mais chateado se fosse obrigado a fazê-lo.

Não conheço estudos dessa linha feitos especificamente com dinheiro de corrupção, mas dá para suspeitar que o cenário seja ainda pior. Se a mera ideia de dinheiro faz o que faz com voluntários normais, imagine o que malas cheias de notas ou números cheios de zeros podem fazer com os corruptos, que superaram suas barreiras morais e conseguiram se justificar para si mesmos.

A solução não pode ser abolir o dinheiro, obviamente, mas pode ser pensar menos nele. Dar mais valor àquilo que não tem preço. Afinal, como já disse antes, quando ter se torna mais importante do que ser, passamos a tratar as coisas como se fossem pessoas. E vice-versa.

Vohs, K., Mead, N., & Goode, M. (2006). The psychological consequences of money. *Science, 314*(5802), 1154-1156.

Savani, K., Mead, N., Stillman, T., & Vohs, K. (2016). No match for money: Even in intimate relationships and collectivistic cultures, reminders of money weaken sociomoral responses. *Self and Identity*, 1-14.

90
PONDO UM FREIO NA CORRUPÇÃO – MENTES CORROMPIDAS, FINAL

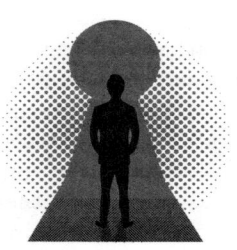

Terminando a série "Mentes corrompidas", chegamos à pergunta central: existe alguma forma de deter a corrupção? Nós já vimos que o poder corrompe, que conseguimos nos convencer de que não há nada errado, que o dinheiro pode nos tornar egoístas e que o cérebro influencia nosso comportamento dependendo do quanto leva os outros em consideração. Mas será que a análise dos fatores individuais que levam à corrupção poderia nos ajudar a combatê-la?

Um dos pesquisadores mais produtivos no tema é o economista comportamental Dan Ariely, da Universidade de Duke. Em suas divertidas experiências sobre desonestidade, muitas delas compiladas no livro *A mais pura verdade sobre a desonestidade* (Editora Elsevier, 2012), ele descobriu que quase todo mundo rouba um pouco quando tem oportunidade. No entanto, seja por uma questão de consciência ou pelo que for, a maioria se autoimpõe limites, roubando o suficiente para ter vantagem, mas não tanto para que se sinta um bandido. São raros os que roubam tudo o que podem. O problema disso, no entanto, é que, como muitas pessoas desviam um pouquinho, os prejuízos que esses pequenos desvios causam quando somados é maior do que os das grandes trapaças. Para ilustrar na prática: a escandalosa corrupção oficial custa ao Brasil algo em torno de 85 bilhões de reais ao ano. Uma cifra indecente, para dizer o mínimo, e todos condenamos com razão esses políticos que roubam tanto. No entanto, apenas com sonegação de impostos, cometida no varejo pelos cidadãos e empresários, perdemos anualmente mais de 500 bilhões de reais. Segundo o sonegômetro, instrumento dos Procuradores da Fazenda Nacional, só nos primeiros três meses de 2016 o Brasil perdeu 125 bilhões de reais, o que dá uma média de menos de R$ 700 por brasileiro. Cada um rouba um pouquinho, e juntos desviamos mais do que todos os larápios do governo.

Reunindo o que descobriu sobre essa corrupção cotidiana, individual, Ariely nos apresenta os principais fatores que aumentam ou reduzem a desonestidade. A criatividade, a racionalização, a observação de outros sendo desonestos e a existência de uma cultura repleta de exemplos ruins pioram nosso comportamento. Já se temos supervisão, se os comportamentos são transparentes, se somos levados a lembrar da importância da lisura e se nos comprometemos a agir corretamente, tendemos a ser mais honestos.

O economista, baseado em tais dados e fiel à sua área de estudo, junto com outros pesquisadores, propôs num artigo de 2015 três medidas comportamentais que ajudariam a reduzir a corrupção:

1 – **Ressaltar critérios éticos:** quando somos forçados a refletir eticamente sobre nossas atitudes, a margem de manobra para racionalizar os comportamentos e justificar a desonestidade diminui. Por exemplo, só pedir para as pessoas tentarem dizer os 10 mandamentos já fez o nível de trapaça cair num dos experimentos (mesmo que ninguém conseguisse lembrar todos). Cercar-nos de lembretes sobre a honestidade, seja nos papéis que preenchemos ou nos lugares em que tomamos decisões, nos inclinaria a ser mais corretos.

2 – **Dar visibilidade:** ser observado e ter as atitudes expostas publicamente reduz muito o risco de ceder à tentação do ganho fácil e ilícito. Câmeras, espelhos e até mesmo olhos desenhados reduzem a desonestidade. Mecanismos que nos lembrem de que estamos sendo identificados por nossas ações poderiam ser eficazes, portanto.

3 – **Engajar e comprometer:** ao prometer que agiremos honestamente, burlamos menos as regras. Não toleramos aquela dissonância cognitiva sobre a qual já conversamos; assim, uma vez que afirmamos que faremos algo – e se não for possível mais desdizer –, é grande a chance de fazermos de fato, para manter a coerência e evitar a incômoda dissonância. Uma corretora de seguros norte-america-

na mudou o local de assinatura de seus formulários, colocando no início do documento (em vez de no final) a famosa frase "declaro que são verdadeiras as informações prestadas"; só essa inversão já fez os índices de fraude despencarem.

No fim das contas, como sempre, temos boas e más notícias. Com relação aos grandes golpistas, a má notícia é que eles são profissionais, difíceis de coibir. A boa é que estão em menor número. Já sobre os pequenos contraventores que vivem dentro de nós, é fato que, somados, eles causam mais prejuízos do que os vilões nacionais. No entanto, parece que é mais fácil domesticá-los.

Existem fatores sociais, culturais, econômicos, históricos e políticos associados à corrupção – eles variam de país para país, determinando o nível da bandalheira local. Nosso país traz uma confluência especialmente infeliz desses fatores, colocando-nos na 76ª posição como país mais corrupto do mundo. No entanto, encerro esta série "Mentes corrompidas" com a convicção de que, se quisermos combater esse problema para fazer do Brasil um lugar melhor, não podemos mais ignorar os fatores individuais presentes não só nos políticos que estampam as manchetes policiais, mas dentro de cada um de nós.

Ayal, S., Gino, F., Barkan, R., & Ariely, D. (2015). Three principles to REVISE People's unethical behavior. *Perspectives on Psychological Science, 10*(6), 738-741.

91
VOCÊ NASCEU PARA SER ENGANADO – A CIÊNCIA COMO ANTÍDOTO PARA A PÓS-VERDADE

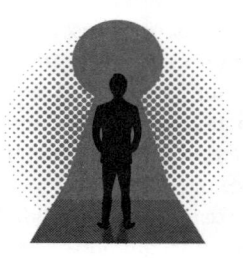

Desde quando a verdade deixou de ser importante? Nesses tempos de pós-verdade e de ascensão do populismo, em que as pessoas desprezam o conteúdo das ideias em favor da forma do discurso, intelectuais, formadores de opinião, jornalistas, todos se perguntam perplexos quando isso começou.

Não sei se é uma boa ou uma má notícia, mas esse fenômeno não é tão novo assim. Pelas minhas contas, os seres humanos estão privilegiando as emoções sobre a razão e a visão imediatista sobre os ganhos de longo prazo há bastante tempo. Mais ou menos uns 200 mil anos. Quer dizer, desde que surgimos na Terra. Sim, porque na Pré-história, vivendo em pequenos grupos, sem garantia de comida ou segurança, ser imediatista era uma vantagem – visão de longo prazo não era sequer possível num cenário em que só existia o agora. Encontrar um bando diferente, por sua vez, era uma grande ameaça. Brigas por território, disputas por recursos e doenças vindas de fora eram riscos reais. Ninguém pensava em confraternização entre povos sabendo que poderia ser morto à paulada ou por uma infecção carregada por "estrangeiros".

O medo, o imediatismo, a aversão a pessoas de fora do nosso grupo ficaram então gravados em nossos cérebros, por trazerem vantagem naquele cenário. Claro que o cenário mudou muito – nada disso se justifica hoje –, mas nossos cérebros continuam os mesmos. Então, provocar o medo, como na xenofobia; apresentar recompensa imediata sem se preocupar com o futuro, estratégia do populismo; ou apelar para as percepções e emoções para turvar a razão, como ocorre na pós-verdade, são estratégias muito eficazes. Elas se aproveitam da programação embutida em nossos cérebros.

Se, com todas essas limitações, conseguimos chegar à Lua, transplantar corações e enxergar elétrons, foi por causa da ciência. Aos poucos fomos nos dando conta de que não éramos capazes de lidar intuitivamente com desdobramentos futuros de ações presentes, que eventos complexos desafiavam nosso raciocínio, e desenvolvemos meios de nos proteger de nós mesmos. O método científico baseia-se em pôr em xeque as intuições. Aprendemos a suspender as crenças, transformando opiniões em hipóteses, que podem ser testadas e refutadas, quando então somos levados a adotar uma nova opinião, que também deverá ser testada e assim por diante. A consolidação de dados, a probabilidade e a estatística mostram como nossos impulsos levam a caminhos errados e como nossos medos são irracionais e nos dão caminhos alternativos – e racionais.

Mais do que nunca, portanto, a educação em ciência deveria ser prioridade, assim como o jornalismo científico e a divulgação de ciência. Órgãos de imprensa têm se associado às grandes empresas da internet para tentar controlar a proliferação das falsas notícias. É bom, mas não atinge a raiz do problema. A melhor – senão única – maneira de matar a pós-verdade no ninho é levar as pessoas a se darem conta de como somos inerentemente irracionais e de que, sem um método rigoroso, somos levados a crer em bobagens e agir de forma prejudicial a todos, inclusive a nós mesmos.

Por falar em falhas de percepção e métodos para corrigi-las, a historiadora da arte Amy E. Herman desenvolveu um curso no qual, por meio das técnicas de observação e interpretação de obras de arte, nos ajuda a superar muitos obstáculos que se colocam entre a realidade e nosso cérebro. O curso deu origem ao livro *Inteligência visual* (Zahar, 2016), no qual Herman apresenta ao leitor a metodologia que desenvolveu para avaliar, analisar, articular e adaptar nossas percepções da realidade. Ilustrado com várias das pinturas e fotografias utilizadas por ela em suas aulas, ao longo da leitura vamos notando como nos falta atenção e objetividade no dia a dia – e como, felizmente, essas são habilidades que podem ser desenvolvidas.

92

SE GRITAR "PEGA LADRÃO", ATÉ EU CORRO

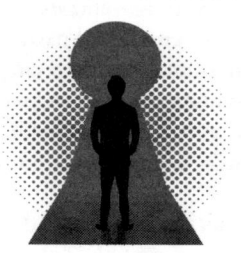

Há coisa de uns 20 anos, época em que o escândalo do Collor veio à tona, culminando com seu processo de *impeachment*, lembro de ter ouvido a frase: "No Brasil, se gritar 'pega ladrão', só fica o Betinho". Para os mais novos, Herbert de Souza, conhecido como Betinho (e como "irmão do Henfil"), organizava, por aqueles tempos, uma das maiores campanhas contra a fome do País. "Quem tem fome, tem pressa", dizia. Bons tempos. Hoje tenho a sensação de que, se gritarem "pega ladrão", "não fica um, meu irmão", como cantava Bezerra da Silva.

A corrupção é generalizada. As figuras de poder, com autoridade outorgada pelo povo para agir em seu nome, chafurdam num oceano de sujeira que faz o "mar de lama" dos tempos do Collor parecer um córrego. Como é possível que a corrupção não apenas persista, mas aumente tanto, a despeito da disseminada rejeição a ela? Não há quem defenda os maus-feitos, e, entretanto, eles se multiplicam a cada dia.

Talvez a profecia de Ruy Barbosa esteja finalmente se cumprindo. Em discurso como senador, ele vaticinara:

De tanto ver triunfar as nulidades; de tanto ver prosperar a desonra, de tanto ver crescer a injustiça. De tanto ver agigantarem-se os poderes nas mãos dos maus, o homem chega a desanimar-se da virtude, a rir-se da honra e a ter vergonha de ser honesto.

Estaríamos todos aceitando, por fim, a corrupção, desanimados de combatê-la? As pequenas contravenções do dia a dia (assinar a lista de presença em nome do outro, emprestar cartão do plano de saúde, pedir nota no restaurante com valor maior) seriam as bases de uma cultura que parte do cidadão comum e molda os políticos? Ou seriam apenas consequência da desesperança na honestidade que as pessoas sentem ao ouvir tantas notícias ruins? A corrupção vem de cima para baixo ou de baixo para cima?

Um estudo publicado por pesquisadores do Brasil e da Nova Zelândia ajuda a entender melhor uma das vias dessa estrada de mão dupla. Os pesquisadores apresentavam aos voluntários situações diversas de corrupção (dar propina a um policial, fraudar apólice de seguro, pedir nota fiscal com valor maior e por aí afora), perguntando qual a chance de eles mesmos adotarem tais comportamentos. Antes, porém, mostravam uma imagem: fotos de políticos ou policiais sendo corrompidos, caricaturas do típico malandro brasileiro ou imagens neutras. E isso fez diferença: aqueles que viram as fotos de corrupção concordaram mais com comportamentos ilegais do que os que viram imagens neutras, e os que foram expostos à malandragem apresentavam menos condescendência com tais atos. A não ser para as pessoas que tinham forte identificação com a cultura nacional: para estas, ver o malandro também aumentava a chance de cometer infrações.

Ou seja, Ruy Barbosa estava certo: ver a roubalheira geral diminui o ímpeto das pessoas de serem honestas. Corrupção de cima para baixo.

Mas o contrário também é verdadeiro. No livro *A cabeça do brasileiro*, Alberto Carlos Almeida mostra que quase 20% dos brasileiros concordam com a frase "Se alguém é eleito para cargo público, deve usá-lo em benefício próprio, como se fosse sua propriedade", número que chega a 40% entre os analfabetos e 31% entre quem tem até quatro anos de estudo. Ou seja, boa parte dos brasileiros acha que político tem mesmo o direito de roubar. Corrupção de baixo para cima.

Então é isso. A corrupção faz parte da nossa cultura. O povo imita as autoridades, que imitam o povo, que imita as autoridades. Mas uma hora alguém tem de quebrar esse círculo vicioso. Aposto que não serão os políticos.

Fischer, R., Ferreira, M., Milfont, T., & Pilati, R. (2014). Culture of Corruption? The effects of priming corruption images in a high corruption context. *Journal of Cross-Cultural Psychology*, *45* (10), 1594-1605.

93
COTAS, BELO MONTE, DROGAS (E OUTRAS COISAS SOBRE AS QUAIS NÃO TENHO OPINIÃO)

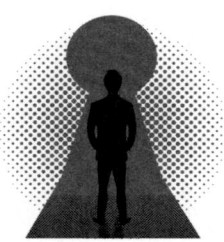

Redução da maioridade penal, liberação das drogas, cotas nas universidades, construção da usina de Belo Monte – esses tópicos têm pelo menos duas coisas em comum: mobilizam debates acalorados e são temas sobre os quais eu não tenho opinião formada. Bem inútil um artigo tratando de polêmicas sobre as quais o articulista não se posiciona, não é? Mesmo assim há um bom motivo para pensar no assunto.

Até quase o fim do século XX, acreditava-se que nossas opiniões sobre o certo e o errado, o justo e o injusto, o moral ou o imoral, eram fruto da nossa razão. Após pensar na questão, considerando os prós e os contras, pesando bem os argumentos de parte a parte, decidiríamos que partido tomar. No entanto, mais recentemente as pesquisas em neurociências cognitivas têm resgatado a teoria dos sentimentos morais, do filósofo escocês David Hume. Em seu *Tratado da natureza humana,* de 1739, o filósofo afirmava:

> Tome qualquer ação conhecida por ser cruel: assassinato premeditado, por exemplo. Examine-o de todas as formas e veja se consegue encontrar a realidade do fato ou a existência real do que se chama marginalidade... O leitor poderá

nunca achá-la até que a sua reflexão transforme-se em algo pessoal e se depare com um sentimento de desaprovação, que se instaura em você em relação a essa ação. Aqui está a realidade do fato, mas é um objeto do sentimento, não da razão.

Nosso julgamento moral seria, então, consequência de nossas respostas afetivas ao tema: normalmente sentimos de forma imediata se algo é errado, injusto ou imoral e, a partir daí, construímos nossa opinião. Uma das hipóteses mais aceitas atualmente é a do mecanismo duplo de processamento, segundo a qual existe, sim, um raciocínio moral, mas ele funciona quase como um advogado da intuição: diante de um tema qualquer, em primeiro lugar nós reagimos emocionalmente, o que gera a intuição sobre a moralidade do fato. Depois disso, o raciocínio começa a entrar em cena, mas apenas para tentar sustentar com argumentos racionais aquilo que já decidimos. É por isso que fica tão difícil tentar conversar civilizadamente sobre coisas como maioridade penal ou cotas: na maioria das vezes, as pessoas já têm suas posições firmadas e tendem a aceitar de forma acrítica argumentos a favor de suas opiniões, desqualificando qualquer outra argumentação, sem sequer ouvi-la realmente. Estudos mostram que a maioria de nós age intuitivamente como advogados, não como cientistas – em vez de analisar de forma isenta as evidências, escolhemos aquelas que sustentam nossas ideias e descartamos as que as contrariam.

Pode ser um vício de cientista, ou talvez apenas minha mania de ser do contra, mas o fato é que, em alguns temas relevantes para o País, como os citados neste texto, minha intuição ficou muda. Por um lado, é ruim, porque até agora não consegui descer do muro, mas, por outro, pode ser bom, pois isso me permite tentar examinar os argumentos de maneira fria, buscando tomar decisões mais racionais.

Quem sabe quando os defensores de cada um dos lados abrandarem o tom e tentarem conversar, em vez de brigar, vejamos surgir argumentos mais consistentes.

Haidt, J. (2001). The emotional dog and its rational tail: A social intuitionist approach to moral judgment. *Psychological Review, 108*(4), 814-834.

94
VERDADES SOBRE BOATOS

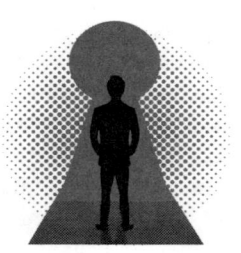

Vamos falar de mentiras que parecem verdades. Em nossa era de pós-verdades, os boatos pululam pelas redes sociais. Por que será? Os boatos costumam atravessar três etapas para atingir seu pico: nascimento, avaliação e disseminação. Normalmente eles nascem em ambientes prenhes de ansiedade e incerteza, sobretudo com dúvidas diante de eventos ainda não explicados. Nosso cérebro não suporta situações ambíguas, questões sem resposta e, por isso, vive sempre à procura de explicações. Os boatos fornecem uma razão, mais ou menos lógica, para eventos inexplicados, reduzindo esse desconforto cognitivo. Assim, quando algumas pessoas perceberam que haviam recebido o dinheiro do Bolsa Família antecipadamente, sem motivo conhecido, surgiu esse estado de dúvida propício à gênese dos rumores.

Na fase seguinte, de avaliação, as pessoas julgam a verossimilhança do que está sendo dito. Existe muito mais chance de passarem a falsa informação adiante se ela parecer crível, se tiver sentido. Essa avaliação depende das ideias mais comuns na nossa mente – a chamada disponibilidade cognitiva. Assim, não espanta que o boato do cancelamento tenha superado o do bônus: já que todo mundo está menos acostumado a ser bem tratado pelos políticos do que o contrário, a explicação do prejuízo imposto pelo governo encontrou muito mais eco na população do que a história de um presente de Dia das Mães. Acabou sendo bem mais difundida.

E, por fim, há a fase da disseminação. A essa altura, o trabalho do rumor ficou fácil – a situação é ambígua, inesperada e sem explicação e de repente começa a circular uma história que parece fazer sentido e, por isso mesmo, está sendo passada adiante. A partir daí o boato só faz ganhar força, primeiro porque, de tanto ser repetido, vai ganhando ares de verdade (quando as pessoas ouvem a história pela enésima vez acabam acreditando nela). Além disso, as versões vão sendo aprimoradas – à medida que circulam de boca em boca, vão perdendo aspectos mais estranhos e ganhando detalhes que acrescentam credibilidade.

Vale a pena pensar nisso, então, na próxima mensagem que recebermos nas redes socais que pareça explicar bem demais algum tema obscuro.

DiFonzo, N., Bordia, P., & Rosnow, R. (1994). Reining in rumors. *Organizational Dynamics*, 23(1), 47-62.

95
SOBRE VIOLÊNCIA E MULTIDÕES

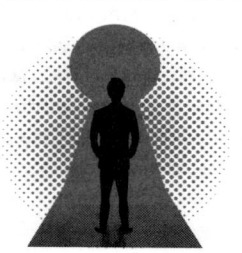

O comportamento das multidões só começou a interessar aos cientistas no final do século XIX, particularmente em Paris, onde movimentos populares preocupavam os cidadãos que os viam frequentemente descambar para a violência. Um dos primeiros teóricos a arriscar algumas explicações para a dinâmica das massas foi Gustave Le Bon, em seu clássico *Psicologia das multidões*, de 1895. Le Bon acreditava que, na reunião das pessoas, surgia uma alma coletiva, minando a individualidade dos sujeitos. Inicialmente se acreditava que a violência das massas era quase como um subproduto do comportamento irracional que surgia dessa perda dos freios individuais. O próprio Freud, ainda no começo do século XX, escreveu, inspirado por tais ideias, *Psicologia das massas e análise do eu*, teorizando que a identificação com os líderes de grandes movimentos suprimiria a capacidade de autocrítica, uma vez que o líder faria as vezes do superego, na terminologia psicanalítica, e a partir daí seria possível comportar-se de maneira antes inimaginável.

Tal pensamento mudou ao longo do tempo, sobretudo depois que os cientistas sociais passaram eles mesmos a se envolver em passeatas e piquetes nos anos 1960, pelos direitos civis, contra a guerra do Vietnã, etc. Percebeu-se, então, que o comportamento das multidões de fato transcende o dos indivíduos, mas não pode ser considerado irracional. Ao contrário, existem determinantes bastante claros e identificáveis por trás da maioria dos atos violentos que ocorrem em passeatas, quando a ação dos grupos passa a ser analisada em termos das relações entre os atores representados e considerando-se contextos políticos e históricos dos indivíduos envolvidos.

Isso não exclui de maneira alguma a influência que o conjunto exerce sobre o sujeito. Embora não percebamos no dia a dia, o fato de sermos seres sociais nos faz suscetíveis ao movimento de manada, e o comportamento dos outros é muito mais espelhado por nós do que imaginamos. Quando se adere a um movimento, qualquer identificação entre as pessoas aumenta ainda mais essa reciprocidade – o que acontece entre os manifestantes, mas também entre os policiais. Nesse momento, qualquer atitude mais agressiva corre o risco de se tornar um estopim para uma escalada de violência.

É uma bomba relógio muito difícil de desarmar, dado o conjunto de variáveis envolvidas. Há experiências bem-sucedidas na Europa nas quais a redução do contingente policial em jogos de futebol reduziu os eventos violentos de *hooligans*, mas há que se ter muita coragem para colocar menos polícia na rua.

96
A GREVE DE FOME E A ÉTICA

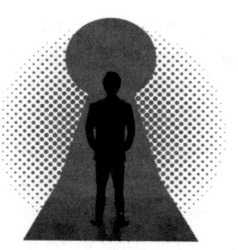

Comer é tão bom, tão instintivo e tão necessário que situações nas quais alguém escolhe não se alimentar são profundamente perturbadoras. Lembro-me de que durante a Faculdade de Medicina nada me impressionou mais do que as pacientes com anorexia, cuja distorção da imagem corporal fazia que mesmo as mais esqueléticas se achassem gordas, recusando por vezes até mesmo água. Esse incômodo foi comercialmente explorado no século XIX, quando faquires jejuavam publicamente para o fascínio aflito do público, como retratado no conto *O artista da fome*, de Kafka. Isso tudo para não entrar na situação mais prosaica dos pais que se desesperam com os filhos que não comem bem.

Essa sensação mista de mal-estar e indignação que o jejum voluntário causa, sobretudo quando prolongado, há séculos é usada como uma ferramenta de protesto. Na Irlanda Medieval, por exemplo, era legal exercer o *cealachan* – alcançar justiça por meio da fome. Muito antes disso, na Antiguidade já havia na Índia a prática do sentar para morrer de fome diante da casa de alguém que havia cometido uma injustiça. Como em todos esses exemplos (e mesmo no caso dos filhos birrentos), a moderna greve de fome procura usar o desconforto gerado pela privação de comida para atrair os olhos da sociedade em favor de uma causa. Em geral usada em situações extremas, é frequente entre pessoas com restrições de liberdade, como presos e exilados, já que tais pessoas têm poucos meios de protesto. Quando era presidente, Barack Obama se viu às voltas com uma greve do fome dos detidos em Guantánamo. Menos do que a detenção, o que angustiava aqueles detentos era a falta de qualquer parâmetro legal que norteasse sua situação. Eles não conseguiam ter esperança de sair, nem tristeza por uma condenação perpétua, vivendo num limbo indefinido e, por isso mesmo, mais angustiante. Por conta disso, mais de cem prisioneiros entraram em greve de fome.

O pior é que esses homens foram alimentados à força. Os que mantinham a recusa alimentar e corriam risco de morte eram amarrados a cadeiras e tinham uma sonda inserida pelo nariz até o estômago, por onde uma alimentação pastosa era inserida. Eticamente isso não poderia ser feito. Se a decisão da pessoa de não se alimentar foi livre e racional, inclusive com o risco de morte, não há justificativa para alimentá-la contra seu desejo. Mesmo a Associação Médica Mundial afirma que a alimentação forçada nunca é eticamente aceitável, uma vez que desrespeita a autonomia do sujeito.

Sim, é extremamente angustiante saber que aqueles homens podiam morrer a qualquer minuto por algo reversível – imagine para o médico que estava ao lado do sujeito. No entanto, essa é uma perspectiva que dá maior impacto ao protesto, pois, se fica acertado de saída que nada de pior vai acontecer, sua força diminui. Como no conto de Kafka, em que o faquir fica tantos anos sem se alimentar – e nunca morre – que acaba esquecido pelo público.

A ideia de uma greve de fome só tem sentido se incluir a aceitação do risco de morte. Sem essa terrível possibilidade, seu incômodo e sua eficácia ficam comprometidos.

97

DENGUE – A HORA DE UMA POLÍTICA BASEADA EM EVIDÊNCIAS

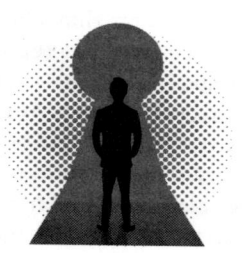

Dos muitos desafios que o Brasil enfrenta, poucos me parecem tão urgentes como o combate ao *Aedes aegypti*. A epidemia de dengue bate recordes, e nada no horizonte aponta para um arrefecimento do problema – bem ao contrário. Agora, o mosquito passa a transmitir também o vírus zika, e uma epidemia inédita de microcefalia surge para nos assombrar.

Sabemos que o Estado brasileiro vem falhando no enfrentamento ao mosquito há anos, quiçá décadas, em todas as esferas de poder. Apesar disso, as pessoas desempenham um papel fundamental nessa luta, já que o *Aedes* é essencialmente doméstico e seus criadouros estão em grande parte dentro das casas. Mesmo que os governos façam sua parte, portanto, sem mudanças de comportamento em massa da população essa é uma batalha fadada ao fracasso.

É um bom momento, portanto, para entendermos por que vários Estados ao redor do mundo estão incorporando formalmente cientistas comportamentais a seus quadros. Sabendo que a definição e a implementação de políticas públicas dependem muitas vezes da adesão da população, de mudanças de atitudes ou adoção de novos comportamentos, países como Estados Unidos e Austrália vêm colocando a ciência acima de ideologias e se rendendo ao peso das evidências. Existem várias pesquisas científicas sobre o comportamento humano e suas modificações, e tirar proveito desse conhecimento, afinal, pode ser muito eficaz.

Creio, então, que vale a pena um exercício mental que nos permita analisar quais estratégias oriundas das ciências comportamentais seriam aplicáveis numa campanha de combate ao *Aedes aegypti* baseada em evidências. Desde já penso em, ao menos, cinco pontos:

1 – Apelo à emoção e à proximidade – campanhas de arrecadação têm mais sucesso quando mostram que a pessoa com necessidade "poderia ser você", que a tragédia poderia ter acontecido conosco. A empatia, característica intrínseca do ser humano, nos faz sofrer quando vemos o outro sofrendo – e quanto mais próximo de nós o sofrimento, psicológica ou geograficamente, maior a empatia. Tentar evitar esse sofrimento (do outro e nosso) pode nos impelir à ação. Proponho, então, que as campanhas sejam feitas por regiões, mostrando casos de dengue que afetaram aquela localidade, os vizinhos das pessoas, sujeitos que trabalhavam perto ou estudavam na mesma escola, dando a noção bem clara do "poderia ser comigo".

2 – Uso de recompensas e estímulo à competição – já se são abundantes os exemplos de eficácia da "gamificação", ou utilização da estratégia de jogos, em estratégias comportamentais. Quando ganhamos pontos por determinada atividade, nosso inocente cérebro marca aquela "premiação" como importante, levando-nos a querer repetir a dose. Se tais pontos puderem ser transformados em algo tangível, ainda melhor. A proposta aqui poderia ser medir a incidência de casos novos por bairros, premiando aqueles com maiores quedas. A recompensa seria para os moradores de toda aquela região, dando algo que eles já demonstraram querer – um parque, uma praça, uma biblioteca, um posto de saúde.

3 – *Feedback* contínuo – para qualquer mudança, a medição contínua, com *feedbacks* constantes, é importante para estimular a persistência e ajudar a corrigir rumos. Painéis eletrônicos, como grandes placares, poderiam ser espalhados pelas cidades, mostrando as taxas diárias de casos novos. A internet e as redes sociais também têm esse poder de dar publicidade e permitir o acompanhamento dos números e poderiam ser incorporadas. É viável adotar a gamificação aqui também, mostrando um comparativo da região com o total da

cidade, com a semana anterior e com as regiões campeãs no combate ao mosquito.

4 – Atuação com líderes locais – diversas iniciativas de saúde, como estímulo à vacinação, aleitamento, etc., já mostraram que usar a influência dos pares também funciona. Convocar os líderes comunitários, grupos de pessoas influentes nas regiões, e transformá-los em arautos da guerra ao *Aedes* tem grande chance de influenciar o ambiente. Atitudes de combate ao mosquito seriam incorporadas à cultura local, e desleixos como deixar caixas d'água destampadas ou pneus no quintal se tornariam socialmente inaceitáveis.

5 – Pagar pela prevenção – os cidadãos poderiam receber incentivos financeiros para acabar com os criadouros dos mosquitos. Bastaria inscrever sua casa para uma inspeção dos agentes sanitários, e aqueles que comprovassem as atitudes de prevenção receberiam desconto em IPTU, conta de água ou luz, etc. Melhor ainda se esse desconto pudesse vir na forma de um pagamento em dinheiro no ato. Em regiões de alta prevalência, alternativamente poderia ser feito um desafio coletivo e, se determinado quarteirão inteiro adotasse as medidas preventivas, todos os moradores seriam recompensados.

É evidente que tais medidas custam muito. Custam esforço político para costurar iniciativas, para conseguir cooperação entre esferas distintas de poder, custam dinheiro para formar pessoas competentes na implementação das estratégias. No entanto, um estudo mostrou que, só com a dengue, o Brasil gastou 2,7 bilhões de reais em 2013. Se colocarmos nessa conta os custos diretos e indiretos também de zika e chikungunya, outras doenças transmitidas pelo *Aedes aegypti*, sem falar nos custos de curto, médio e longo prazos que trazem as crianças nascidas com microcefalia, certamente o investimento em mudanças comportamentais se pagaria em prazo muito curto.

Passou da hora de os governantes brasileiros pensarem para além do curto prazo e sem amarras de ideologias. Cobrar deles a criação de políticas baseadas em evidências, e não em meros palpites ou interesses, pode ser um bom começo.

98
O JOGO DAS PRÓTESES

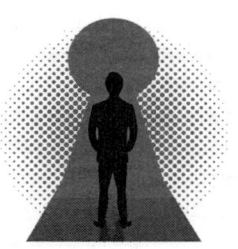

No meio da década de 2010, começaram a pipocar denúncias na imprensa de que empresas *fabricantes de próteses e órteses* pagavam os médicos pela indicação de seus produtos, manipulando tanto médicos como licitações. Por mais estranho que pareça, a denúncia poderia ser do interesse das próprias empresas fabricantes de próteses e órteses. Soa algo contraintuitivo num primeiro momento, mas, se raciocinarmos com a ajuda da velha *teoria dos jogos*, isso pode fazer sentido.

Lembrando: apesar das críticas que sofre por considerar o comportamento humano estritamente racional (o que sabemos não ser), a teoria dos jogos é um instrumento muito interessante para analisar cenários de interação entre seres humanos, corporações, governos, etc., prevendo a *atitude mais racional* que cada um pode assumir. Os teóricos propõem que existem alguns cenários básicos, que enquadram grande parte das situações reais. Algo como uma gramática das interações racionais. Um deles, o famoso *dilema do prisioneiro*, ajuda a entender porque essa denúncia pode ser interessante para os denunciados.

Imaginemos, para simplificar, duas empresas concorrentes, Fabricante A e Fabricante B, que podem ou não pagar pela indicação de seus produtos. Estipulemos como taxa básica que 25% do faturado é pago como "incentivo". Assim, quem paga pela indicação ganha a concorrência (assumindo que tal pagamento seja sempre eficaz) e embolsa 75% do faturamento. Quem não paga, não ganha nada. Agora, se ambos pagarem, as chances de fazer a venda ficam em 50% para cada um. Ou seja, nesse caso, a expectativa de faturamento é de 50% dos 75% (ou 37,5%, já que ambos pagam as mesmas taxas e dividem as chances de ganhar). Finalmente, se ninguém pagar nada, as chances também são de 50% para cada concorrente, mas, como não houve taxa, a expectativa de ganho é de 50% dos 100% do valor faturado (ou 50%).

A figura a seguir ajuda a ilustrar o cenário de interações possíveis. Sua análise permite ver a estratégia racional para cada fabricante e qual seria o melhor resultado possível:

	Fabricante A paga	Fabricante A não paga
Fabricante B paga	37,5 / 37,5	0 / 75
Fabricante B não paga	75 / 0	50 / 50

Tomemos o Fabricante A. A teoria dos jogos ajuda a prever a melhor estratégia *independentemente* do que fizer seu concorrente. Digamos que o Fabricante B pague a taxa; nessa situação, o Fabricante A não ganha nada se não pagar e ganha 37,5 se pagar. Já se o Fabricante B não pagar, o Fabricante A ganha 75 se pagar e 50 se não pagar. Fica claro que, em ambos os cenários, sua melhor estratégia é aderir aos famigerados "incentivos" (ganha 37,5 em vez de zero num caso, e 75 em vez de 50 em outro). O problema é que a situação é idêntica para o Fabricante B. Por conta disso, ambos acabam pagando e ganhando o segundo menor valor possível: 37,5. Esse ponto é chamado de *equilíbrio de Nash*, definido como a situação na qual nenhum jogador pode melhorar sua própria situação alterando seu comportamento.

Se eles fossem capazes de colaborar, no entanto, ou se alguma força externa os levasse a tanto, eles poderiam dividir o mercado igualmente, ganhando 50% cada um. Esse outro equilíbrio é chamado *ótimo de Pareto* (ou eficiência de Pareto) – aqui, não é possível melhorar a situação de um jogador sem prejudicar o outro. Mas justamente por isso só pode ser atingido com colaboração. Viu como o escândalo poderia ser muito útil aos fabricantes? Seria a chance de migrarem do equilíbrio de Nash para a eficiência de Pareto. Assim, eles poderiam ganhar mais dinheiro e, ainda por cima, colocar a culpa no governo e na imprensa. Quem quer mais?

99
COMO SE FAZ UM TERRORISTA

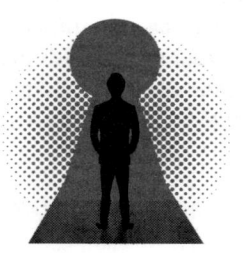

Depois de cooptar jovens europeus convertidos ao extremismo islâmico, o Estado Islâmico ampliou seu leque para a América do Sul, recrutando jovens para suas fileiras aqui no Brasil. Faz todo o sentido quando levamos em conta o que é que convence alguém a ser *terrorista*.

Claro que uma decisão dessas não cabe numa explicação simples – nenhum comportamento humano pode ser reduzido a relações causais rasteiras como "virou terrorista por causa disso". Não existe um "isso" único e definitivo. Mas existem, sim, elementos encontradiços entre os terroristas que, se não podem ser considerados causas, no mínimo parecem ser *fatores de risco* importantes nessa decisão.

Sabe-se, por exemplo, que a maioria das pessoas cooptadas por organizações extremistas, eventualmente transformadas em terroristas, são *jovens*, no final da adolescência e começo da idade adulta, e quase sempre *homens*. Essa faixa etária apresenta grandes vulnerabilidades, exploradas com maestria pelos recrutadores. A primeira é a necessidade de se sentir parte de algo, ser acolhido, que todo ser humano tem, em especial os adolescentes. Além disso, com o desenvolvimento do pensamento abstrato nessa fase, surgem vários questionamentos existenciais. A busca por um sentido na vida abre uma janela de oportunidade para uma doutrinação radical que lhes supra essa necessidade. Os recrutadores do terror, então, acenam para os jovens com a possibilidade de se *identificar com um grupo* e de encontrar um *propósito em suas vidas*. A partir de sua inserção num grupo, metade do trabalho está feito. Isso porque as pessoas em geral desenvolvem um senso de "nós contra eles", por conta de um *viés intragrupo* que está inscrito em nossa programação mental. Os recrutadores se aproveitam disso, fomentando ainda a visão de que os de fora são uma maioria iníqua e opressora, possibilitando não apenas o aumento de hostilidade como até mesmo a *desumanização do outro*, o que facilita, em muito, os atos de violência. Entretanto, o problema não termina aí, pois, quando estamos em grupo, entra em marcha outro fenômeno, chamado de *risky shift*, ou *polarização de grupo*, que funciona assim: na coletividade, cada indivíduo tende a assumir uma posição um pouco mais radical do que sua postura inicial, com o intuito de se adequar ao que percebe ser a posição coletiva. Com isso, o grupo se torna geralmente mais extremista do que cada um de seus membros. Essa tendência, por sua vez, é alimentada no caso do terror com figuras de autoridade incitando a violência por meio de textos religiosos.

Os terroristas sabem que não há certeza de que todas as pessoas nessas circunstâncias se tornarão homens-bomba. Mas junte um número grande de gente e espere, atuando ativamente sobre esse caldo de cultura, que mais cedo ou mais tarde a receita funciona. E eles contam com isso.

O combate ao terrorismo é complexo e difícil. No entanto, fazer essa engenharia reversa do processo de formação de seus membros talvez ajude a atuar na fonte – por exemplo, oferecendo senso de propósito a nossos jovens, não dando motivo para que se sintam excluídos e oprimidos e promovendo uma real inclusão – e, assim, desbaratar os criadouros antes que eles formem mais agentes do terror.

Saucier, G., Akers, L., Shen-Miller, S., Knežević, G., & Stankov, L. (2009). Patterns of thinking in militant extremism. *Perspectives on Psychological Science, 4* (3), 256-271.
Bushman, B., Ridge, R., Das, E., Key, C., & Busath, G. (2007). When god sanctions killing: Effect of scriptural violence on aggression. *Psychological Science, 18*(3), 204-207.

100
UM PRESIDENTE PODE SER BURRO?

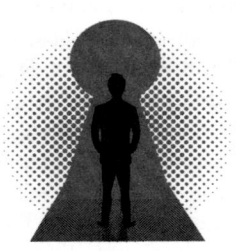

"Eu não quero ser presidente. Vocês estão cometendo um grande erro. Você tem de ser inteligente para ser presidente. Deixe-me ser vice-presidente, esse é o trabalho para um verdadeiro idiota", reclama entre suspiros o ansioso personagem de Woody Allen em sua comédia *Bananas*, de 1971. Por uma sucessão de situações improváveis, esse judeu nova-iorquino e neurótico acaba sendo levado a assumir a presidência de San Marco, uma fictícia república das bananas. Contra a sua vontade, como deixa claro o protesto no qual ele levanta um ponto importante: seria mesmo necessário um *alto QI* para ser presidente?

Apesar de todas as críticas que podemos fazer ao teste de QI, uma vez que ele não avalia todas as habilidades do ser humano (inteligência interpessoal, criatividade e habilidade motora, para nomear algumas), o fato é que seu resultado dá uma boa estimativa tanto da *inteligência fluida* como da *inteligência cristalizada*. Inteligência fluida é a capacidade de raciocinar logicamente, lidar com problemas novos de modo eficiente, pensando de forma abstrata (os problemas lógicos e geométricos dos testes de QI avaliam esse aspecto). Já a cristalizada depende da formação da pessoa, é baseada no seu conhecimento, nas habilidades desenvolvidas ao longo da vida (a avaliação de vocabulário é uma forma de estimá-la).

Diversos estudos comprovam a relação entre as *habilidades cognitivas* das pessoas e sua *competência geral*, seu *sucesso profissional* e até maior *expectativa de vida*. A flexibilidade de raciocínio, a capacidade de associar elementos para lidar com situações imprevistas, a facilidade para separar o essencial do acessório, tudo isso colabora para que o sujeito lide de maneira mais eficaz com a gama enorme de obstáculos com que se depara na vida, seja no trabalho, nos relacionamentos e até consigo mesmo. Sabe-se que só QI não garante o sucesso, mas aparentemente inteligência é como dinheiro – não resolve nada sozinha, mas é melhor ter sobrando do que faltando.

Qual seria o impacto da inteligência – e de sua falta – no exercício da *presidência da República*? Em 2006, um pesquisador norte-americano se dispôs a responder a essa pergunta. Mesclando medidas diretas e indiretas da capacidade intelectual de todos os presidentes até então – como formação acadêmica, traços de personalidade, resultados de testes escolares ou militares disponíveis, entre outros dados – foi possível classificá-los quanto ao QI estimado. Comparando esse resultado com a posição que eles tinham em *rankings* históricos de "*performance* de liderança" e "grandeza presidencial", foi encontrada uma relação linear entre os dois fatores: *quanto mais inteligente o presidente, melhor líder* ele se demonstrou. E quanto mais limitado, pior seu desempenho.

Voltando à pergunta-título, um presidente pode ser burro? Poder até pode, mas isso dificultaria muito seu trabalho, o que fatalmente levaria a população a sofrer. Um presidente pouco inteligente teria dificuldade de resolver os milhares de problemas com que se depara, seria menos hábil na articulação dos interesses conflitantes que o cercam, não saberia se comunicar tão bem, teria poucas ideias que realmente trouxessem soluções para o país. Provavelmente um tal chefe da nação levaria o país a ter problemas como recessão, inflação, baixos índices educacionais, dificuldade nas relações internacionais, baixa inserção no mundo globalizado – a lista é enorme.

A boa notícia é que tais desastres – aqueles especificamente ligados à capacidade do presidente – poderiam ser prevenidos. Não pela obrigatoriedade de testes de inteligência para se candidatar. Antes, estimulando a *curiosidade dos eleitores quanto ao QI dos seus candidatos*. Com certeza o primeiro que aparecesse na campanha revelando o seu QI introduziria uma inovação bem interessante para a corrida eleitoral. Para o benefício de todos.

Simonton, D. (2006). Presidential IQ, openness, intellectual brilliance, and leadership: Estimates and correlations for 42 U.S. Chief Executives *Political Psychology, 27*(4), 511-526.

PARTE 5

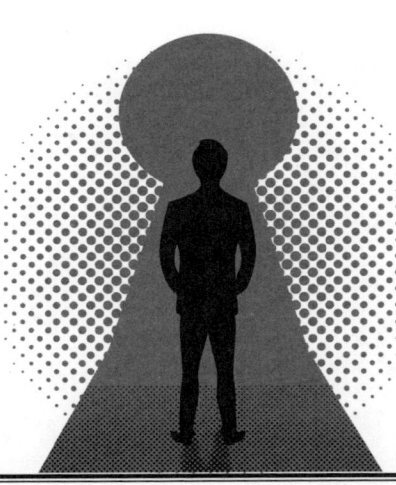

PSIQUIATRIA

101

O EFEITO BORBOLETA NO CÉREBRO: POR QUE A MENTE É CAÓTICA

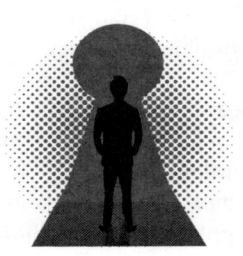

Alguns episódios dos *Simpsons* me fazem rir sozinho. Em um deles, Homer transforma sem querer sua torradeira numa máquina do tempo e, voltando à Pré-história, causa alterações bizarras no presente ao interferir minimamente no passado. Quando espirra na cara de um dinossauro causando a extinção da espécie, por exemplo, volta ao presente e encontra sua família milionária, os filhos educadíssimos, a esposa linda; mas, ao descobrir que ninguém sabe o que são rosquinhas, desespera-se e volta no tempo para arrumar o estrago. A essa altura eu já estava rindo, mas, assim que ele sai, Marge comenta com naturalidade que estava chovendo de novo, e a cena mostra milhares de rosquinhas caindo do céu. Gargalhadas.

Ok, pode não ser tão engraçado assim quando eu conto (assista e depois me conte – é o episódio "A casa do horror V", da sexta temporada). No entanto, não foi por isso que lembrei do episódio, e sim porque ele mostra a grande penetração na cultura pop dos conceitos da teoria do caos, segundo a qual nos sistemas caóticos mudanças infinitesimais nas condições iniciais levam a enormes alterações no futuro.

Acabo de ler um livrinho interessante sobre o tema, *Introducing Chaos – a graphic guide*, de Ziauddin Sardar e Iwona Abrams. Claro que isso não me fez um especialista no tema, mas, pela primeira vez, percebi com clareza que essa abordagem poderá ajudar a compreender algumas questões centrais das neurociências.

Como surge a mente? Ou seja, nossos pensamentos, nossas emoções, o amor, a saudade, a lembrança da fórmula de Bhaskara e a aflição ao ouvir o motorzinho do dentista, tudo isso pode ser explicado apenas pelos impulsos elétricos viajando entre os neurônios? Tendemos a achar que não, pois são subjetivos, experimentados como não materiais; como seriam explicados apenas pela matéria bruta, pouco mais de um quilo de miolos? No entanto, se não forem causados pelo cérebro, o que os causa? (Alma e espírito não estão em questão, por serem matéria de fé e não de ciência.) Se o cérebro material não causa a mente imaterial, surgiria ela literalmente "do nada"?

A teoria do caos e dos sistemas complexos oferece uma possibilidade de explicar como o cérebro limitado causa a mente ilimitada, utilizando conceitos como não linearidade e *feedback*.

Nos sistemas lineares, quando você sabe o estado atual é possível dizer exatamente qual será o próximo estado. Entretanto, em sistemas não lineares, é muito difícil prever o que vai acontecer no momento seguinte, mesmo conhecendo o presente – justamente porque ele não é linear. Já o *feedback* faz os resultados de um sistema influenciarem o seu funcionamento – como na microfonia, quando o microfone capta o som que ele mesmo gera no alto-falante.

O cérebro é um sistema complexo, já que nossos 100 bilhões de neurônios geram 100 trilhões de sinapses, estima-se. São muitas variáveis independentes (os neurônios), mas conectadas (as sinapses), produzindo um sistema não linear que influencia a si mesmo de diversas maneiras. A mente, ou a consciência, pode então ser entendida como o resultado que emerge desse sistema. Ela pode, sim, ter uma causa física, mas, ao se configurar como um sistema caótico, torna-se imprevisível e aparentemente aleatória, em que modificações imperceptíveis num momento podem levar a transformações radicais em outro. Tudo isso confere a ela sua característica essencial de imaterialidade.

É claro que a compreensão profunda das implicações da teoria do caos para a psiquiatria depende de muito mais matemática do que sou capaz de imaginar. No entanto, se mesmo sabendo tão pouco tive um *insight* importante (para mim, pelo menos) sobre a relação mente-cérebro, nem imagino o que pode acontecer quando os neurocientistas se apropriarem desse conhecimento. Acho que é imprevisível.

102

MACACO, LEÃO E PORCO – RIVOTRIL E A BRIGA DE LUCIANO

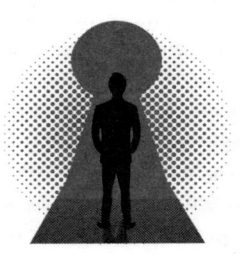

Há alguns anos, o cantor Luciano fez uma confissão constrangido: "Tomei um porre de uísque e Rivotril", disse em entrevista ao Jô Soares. Ele se referia ao episódio no qual Zezé di Camargo subiu ao palco dizendo ter havido um desentendimento com o irmão no camarim e que, por isso, faria o *show* sozinho. Minutos depois Luciano apareceu, disse que cantaria até o fim do ano e depois Zezé seguiria carreira solo. "Quando subi no palco, ainda no ímpeto da discussão, falei que ia parar e que Zezé seguiria sozinho. Eu estava certo de que queria fazer isso", confessou. Agora ambos declaram que a dupla não terminará e aparentemente está tudo bem.

Pelo visto, Luciano estava na fase do leão.

Reza uma lenda judaica que Noé estava plantando uma vinha quando satã se aproximou, curioso sobre aquelas uvas. "Delas sairá uma bebida que alegrará o coração dos homens", disse Noé. O diabo ofereceu-se para ser sócio naquela empreitada e, tendo sido aceito, sacrificou ali um cordeiro, um macaco, um leão e um porco, espalhando o sangue deles sobre a plantação. Desse modo, fez as pessoas passarem a consumir o sangue desses animais quando bebiam o vinho, com consequências claras: inicialmente são tranquilas como o cordeiro, mas, conforme bebem mais, tornam-se desinibidas e falantes, gracejando como um macaco; depois, vão ficando confusas e perdem o medo, ganhando coragem como um leão; e, por fim, perdem o controle de si mesmas, rolando em sua própria sujeira como um porco. Tudo isso teria acontecido com o pobre Noé.

Embora sejam calmantes e, portanto, sirvam para acalmar, os benzodiazepínicos podem levar a reações chamadas paradoxais, quando, em vez de fazer o sujeito se tranquilizar, o tornam irritado, agitado, ansioso e, por vezes, agressivo. Estima-se que tal efeito seja raro, provavelmente menor do que 1%, mas isso pode não ser pouco se pensarmos que esses remédios estão entre os mais consumidos do mundo (o Rivotril sozinho é o segundo medicamento mais vendido do Brasil). Não se sabe exatamente por que tal agitação ocorre, mas as principais hipóteses são de que, ao inibir a atividade cerebral de forma global, esses medicamentos inibem também as regiões responsáveis pelo autocontrole; além disso, a menor capacidade de atenção e percepção dos sinais sociais tornaria as pessoas mais propensas a reações exageradas em momentos de discussão ou hostilidade. O consumo concomitante de álcool é um fator de risco para essas reações paradoxais, e elas geralmente ocorrem em resposta a provocações, sendo percebidas pelos outros, mas não pela própria pessoa.

Então, fica a dica: se beber, não tome Rivotril. O cordeiro pode virar leão e acabar a noite como porco, mais rápido do que se imagina.

Paton, C. (2002). Benzodiazepines and disinhibition: A review. *Psychiatric Bulletin, 26*(12), 460-462.

103

SURTO PSICÓTICO, CRIME E VIÉS COGNITIVO

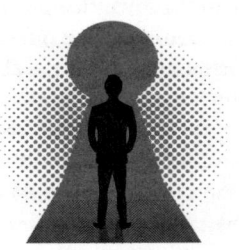

Sempre que alguém assume publicamente um comportamento muito estranho, a primeira coisa que se fala é que o sujeito deve ser louco. No começo de 2010, o artista plástico Costa saiu pelas ruas atirando a esmo, roubando quatro carros e ferindo ao menos duas pessoas. A polícia e o advogado logo falaram em "surto psicótico" para explicar os eventos, que seriam contraditórios com a personalidade prévia de Costa e incompatíveis com um assalto comum.

O problema de invocar logo um quadro psiquiátrico para explicar o ocorrido é o surgimento precoce do "viés de confirmação". Como outros erros cognitivos dessa natureza, o viés de confirmação é a tendência a um tipo de raciocínio automático que os seres humanos apresentam, que, embora poupe esforço (já que pensar cansa), frequentemente nos leva a conclusões apressadas e errôneas, por ignorar elementos importantes. Nesse caso, trata-se da inclinação a buscar somente informações que confirmem o que já pensamos, além de interpretar todos os fatos como evidências de nossa hipótese inicial.

Na história do artista plástico, uma vez acreditando que ele "em um dia de fúria e loucura teria pego uma arma e um colete e efetuado vários disparos em via pública", conforme disse o tenente da Polícia Militar, correu-se o risco de enviesar todo o seu histórico. Ora, o fato de ele ter doze cachorros pode ser visto como um ato de caridade com animais, mas, se acharmos que ele é doente, pode facilmente ser encarado como um sintoma de "loucura". Da mesma forma, a partir da declaração de sua namorada de que ele era fechado, de poucos amigos e pouco contato familiar, podia-se inferir que ele é tanto um artista algo excêntrico como também um paciente que prefere viver isolado. E, a partir do momento em que começamos a procurar provas do que já cremos em vez de buscar informações que nos esclareçam, o erro é quase certo.

Por exemplo, quando psiquiatras iniciam a abordagem de um caso com uma hipótese diagnóstica em mente, eles podem seguir por dois caminhos principais: buscar evidências comprobatórias ou contraditórias desse diagnóstico. Recentemente, mostrou-se num estudo que, nos casos em que a hipótese inicial estava errada, se os médicos só procurassem sinais que confirmassem sua ideia, eles erravam o diagnóstico em 70% das vezes. No entanto, mesmo com a hipótese inicial errada, se a investigação fosse feita de modo balanceado, fugindo do viés de confirmação, o diagnóstico era corrigido, e o erro caía para menos de 30%.

A sugestão que os pesquisadores dão para tentar reduzir os efeitos desse erro cognitivo é a mesma que podemos usar sempre: estar atento para explicações alternativas e buscar informações balanceadas pode ser um meio eficaz de evitar conclusões apressadas e, sobretudo, erradas.

Mendel, R., Traut-Mattausch, E., Jonas, E., Leucht, S., Kane, J., Maino, K., Kissling, W., & Hamann, J. (2011). Confirmation bias: Why psychiatrists stick to wrong preliminary diagnoses. *Psychological Medicine, 41*(12), 2651-2659.

104

AS DOENÇAS DA MODA

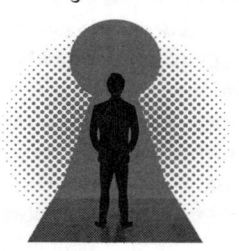

É muito interessante perceber que existem diagnósticos que estão na moda e aqueles que estão fora de moda. Entre eles, há os diagnósticos com charme e os sem charme. Quando dou palestras e explico os critérios para determinar se alguém tem déficit de atenção, todo mundo leva as mãos à cabeça e pensa: "Meu Deus, eu tenho isso"; a mesma coisa acontece com ansiedade e até mesmo depressão. Já quando explico o que é psicopatia e o que é histeria, novamente tudo mundo se desespera, mas dessa vez pensando: "Meu Deus, meu chefe é um psicopata" ou "Minha chefe é histérica" – ser deprimido ou desatento vá lá, mas psicopata ou histérico são só os outros.

Uma busca no acervo *on-line* do jornal *Estadão* mostra um fenômeno curioso: da década de 1980 para cá, o termo "histérica" aparece mais ou menos 15 vezes por ano, numa taxa estável. Já o termo "psicopata" subiu das mesmas 15 vezes por ano nos anos 1980 para 45 vezes/ano nos anos 1990 e chegou a quase 70 vezes/ano nos anos 2000. Só em 2010, a palavra "psicopata" apareceu em 164 ocasiões no jornal. Já "déficit de atenção" começou a surgir no jornal nos anos 1990 (quatro vezes na década), subiu para cinco vezes por ano nos anos 2000 e, em 2010, apareceu 30 vezes.

Arrisco uma explicação para essas tendências: o diagnóstico de histeria não consta mais nos manuais médicos desde os anos 1980. Ao cair em desuso no meio acadêmico, com o tempo saiu também de moda entre a população geral. Fenômeno exatamente oposto ao da psicopatia e do déficit de atenção. O primeiro foi resgatado pela academia a partir dos trabalhos do canadense Robert Hare, nos anos 1970, e após sua consolidação no meio científico foi sendo incorporado pela sociedade. Já o diagnóstico "transtorno de déficit de atenção/hiperatividade" surgiu com esse nome no fim dos anos 1980, seguindo a mesma via.

O conhecimento científico normalmente caminha dos periódicos técnicos para os veículos de divulgação de ciência, desses para a mídia leiga e finalmente ganha a massa. No entanto, essa é uma via de mão dupla, como fica claro quando lidamos com o comportamento humano: a psicologia do senso comum é influenciada pela ciência ao mesmo tempo em que a influencia (antes de serem cientistas, os pesquisadores são pessoas).

Esse não é o problema – é bom que se saiba que doenças existem e podem ser tratadas. O risco é que, nesse verdadeiro telefone sem fio, muitas vezes a informação vai sendo distorcida, levando a um abismo entre o que os cientistas dizem e o que as pessoas repetem. E, na ânsia de encontrar explicações – e principalmente soluções – para seus sentimentos e sofrimentos, às vezes as pessoas começam a ver doença onde não tem, recorrendo a remédios inutilmente.

Nesses casos, inverte-se a recomendação, pois, ao persistirem os sintomas, vemos que o médico nem deveria ter sido consultado.

Calsamiglia, H. (2003). Popularization discourse. *Discourse Studies, 5*(2), 139-146.

105
LUTO

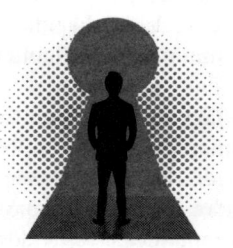

Para a minha irmã Tati, pessoa especial como poucas, e para o meu cunhado Marcelo, irmão mais velho que não tive.

Parece um sonho

"Parece um sonho que ela tenha morrido!"
diziam todos... Sua viva imagem
tinha carne!... E ouvia-se, na aragem,
passar o frêmito do seu vestido.
E era como se ela houvesse partido
e logo fosse regressar da viagem...
– até que em nosso coração dorido
a Dor cravava o seu punhal selvagem!
Mas tua imagem, nosso amor, é agora
menos dos olhos, mais do coração.
Nossa saudade te sorri: não chora...
Mais perto estás de Deus, como um anjo querido.
E ao relembrar-te a gente diz, então:
"Parece um sonho que ela tenha vivido!"

Desde a primeira vez que li essa poesia de Mário Quintana, há mais de dez anos, ela me impressionou pela extrema delicadeza com que descreve o papel da memória no processo do luto. Foi só com Quintana que finalmente aprendi a apreciar a poesia.

A última vez que declamei esse poema foi há alguns dias, num dos momentos mais duros que nossa família já enfrentou. Meu sobrinho Henrique, de 4 anos, faleceu subitamente. Ele tinha uma irmã gêmea, Débora, que é quem tem conseguido manter o astral da família. Ainda parece um sonho que ele tenha morrido.

Parece um sonho, e é como se ele "logo fosse regressar da viagem", porque todas as representações mentais da realidade ainda o incluem: quando víamos a Débora, logo em seguida víamos o Henrique; quando um chamava, o outro respondia; quando abríamos a porta, ambos acorriam aos gritos. Esses eventos repetidos e repetidos condicionam os próprios neurônios, e quando vemos a irmã já visualizamos a presença do irmão; por isso que, no luto recente, a "viva imagem tinha carne" – a área visual do cérebro forma a imagem da criança, mas ela não vem. No nosso cérebro, sua voz, sua figura, os afetos que ele desperta, ainda estão ativos na sua ausência, não muito diferente do que se ele estivesse na escola. Mas de repente lembramos que ele não vai voltar. É um susto, pois a realidade nega o que o cérebro informa. Parece mesmo um sonho. E é nessa hora que a dor crava "seu punhal selvagem" "em nosso coração dorido".

No entanto, novas memórias vão aos poucos sendo construídas. Depois de um tempo os neurônios reaprendem e já não antecipam a visão dele. Quando isso ocorre, a imagem se torna "menos dos olhos, mais do coração", pois as áreas visuais já não se adiantam criando sua figura. Mais cedo ou mais tarde o cérebro vai se desfazer dessas vívidas representações, acabando com a expectativa de encontrar o Henrique a qualquer momento. E como estamos passando esse processo amparados por tantos amigos e irmãos, tendo na fé não uma forma de negar a dor, mas, ao contrário, uma possibilidade de sofrê-la em sua totalidade sem desmoronar, chegará a hora em que nossa saudade o sorrirá, não mais chorará.

Por fim, quando a realidade remodelar o cérebro construindo novas representações sem o Henrique, não será mais espanto lembrar de sua ausência, mas sim de sua existência. E, embora a saudade seja eterna, o tempo roubará da dor sua força, pois a partir de então parecerá "um sonho que ele tenha vivido".

106

PARA ALÉM DOS MASSACRES

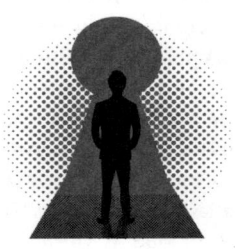

Crimes em massa costumam dividir a opinião pública, uns acreditando que o criminoso só pode ser "louco", não imaginando que um ser humano "normal" seja capaz de cometer tal massacre, e outros não admitindo que tamanho planejamento possa partir de um doente, vendo na insanidade uma maneira de fugir à responsabilidade por seus atos. Tal divergência se dá porque um ato tão violento obviamente não é "normal". Segundo o dicionário Houaiss, normal é aquele "cujo comportamento é considerado aceitável e comum", e um massacre não é nenhuma das duas coisas. Mas do fato de algo não ser normal não podemos concluir que seja, necessariamente, patológico.

Embora, para muitos, esse tipo de crime seja uma forma de suicídio, já que na maioria das vezes o assassino se mata ou acaba se colocando numa situação em que será inevitavelmente morto, quando isso não ocorre, poucos são os criminosos que recebem algum diagnóstico psiquiátrico que explique seus atos. A maldade, gostemos ou não, existe de forma independente da loucura.

Se ainda assim quisermos arriscar encontrar uma proximidade entre esses casos e a psiquiatria, talvez devamos nos voltar para as síndromes ligadas à cultura. Tais síndromes são definidas pelo manual diagnóstico da

American Psychiatric Association como um padrão repetitivo de comportamentos aberrantes específicos de um local, que – frise-se – podem ou não estar ligados a transtornos mentais. O caso dos massacres, particularmente nos Estados Unidos, parece caminhar nessa direção. Claro que seria leviano afirmar que assassinatos em massa são um tipo de doença, mas não há dúvida de que por trás deles existem fenômenos psíquicos disfuncionais que, dada a ocorrência tão frequente e repetida no país, fazem pensar sobre a grande influência exercida pelo contexto sociocultural. Numa sociedade de espetáculo como a norte-americana, em que a maior derrota é ser um anônimo *loser*, é revelador o bilhete de despedida de um assassino em massa de 2007, em que dizia querer ser famoso e "ir embora com estilo".

Entretanto, a verdade é que, se ficarmos debruçados na tarefa inútil de tentar "entender a mente" de tais assassinos ou prevenir seus crimes, corremos o risco de esquecer que as vítimas e as pessoas que testemunham tais eventos sofrem um abalo inigualável, com grandes chances de desenvolver transtornos de ansiedade ou mesmo depressão. E é para elas, nesse momento, que deveríamos voltar nossa atenção.

107
A DEMONIZAÇÃO DOS CALMANTES

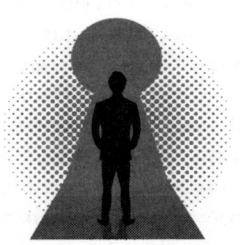

"Eu não quero depender de remédios" é uma frase muito comum de se ouvir no consultório. A sombra de dependência que paira sobre os tratamentos psiquiátricos assusta muitos pacientes, e é um trabalho enorme explicar a diferença entre necessidade, dependência, vício, etc. O tema é quente, e um episódio do programa *Profissão repórter* investigou o exagero de prescrições de calmantes no País. Embora a tarefa seja legítima, acredito que se perdeu a chance de expor para a população algumas distinções essenciais.

Um breve levantamento histórico dos termos usados em relação ao uso de substâncias pode ajudar um pouco:

Inebriação (ou embriaguez) – termo famoso no Brasil na voz de Vicente Celestino ("Tornei-me um ébrio e, na bebida, busco esquecer aquela ingrata que eu amava e que me abandonou..."), designava o uso habitual de álcool ou outras bebidas que causassem dependência. Muito associado a políticas públicas, o termo estimulou a criação da Sociedade para o Estudo (e Cura) da Inebriação em 1884, no Reino Unido, com propostas de internação compulsória dos ébrios (filme que se repete periodicamente).

Adição – embora tenha voltado à moda mais recentemente no anglicismo "drogadito" (má tradução de *drug-addicted*), remete ao início do século XX, quando era empregado para descrever o uso compulsivo de droga, em substituição a "hábito", "inebriação" e "morfinomania".

Hábito – descrevia consumo compulsivo de drogas, mas ainda sem conotação médica – ter o hábito de alguma substância não era uma reprovação. Em 1957, a Organização Mundial da Saúde diferenciou hábito de adição, esta última referindo-se à tendência de aumentar as doses progressivamente. Substituiu ambos os termos em 1964 por "dependência".

Usuário problema – empregado desde fins do século XIX e começo do XX, reacendendo as teorias sociais das doenças mentais, quando o "problema" eram as más relações do homem com seu meio, veio a ser aplicado para o uso de álcool nos anos 1970 e 1980, mudando um pouco o foco da doença para as consequências na vida do sujeito.

Dependência – palavra que se tornou um diagnóstico em si, trazendo as implicações de dependência física e psicológica e ampliando o espectro de substâncias com potencial de dependência. Passou a constar da Classificação Internacional de Doenças, já com critérios mais claros, enfatizando o desejo intenso e a compulsão, além da crescente dificuldade de controlar o uso.

Os remédios podem causar dependência? Na maioria dos casos, quando bem utilizados, não. No entanto, o uso de remédios é sempre uma questão de custo-benefício. Há custos em usar um medicamento para os quais não devemos fechar os olhos: há custo financeiro, efeitos colaterais, estigmatização, entre vários outros. Mas há também benefícios: diminuir a duração da doença, ganhar qualidade de vida, impedir o agravamento do quadro e por aí afora. Os médicos às vezes se colocam na posição paternalista de saber mais do que o paciente o que é bom para ele, mas isso não é verdade. Já tive pacientes que, feitos esses cálculos, optaram por não se tratar. Paciência. Na minha opinião, valia a pena, mas, desde que o paciente não esteja fora da realidade, quem sou eu para impor a ele minha vontade? O papel do médico é ajudar os pacientes a fazer essas contas, esclarecendo, com o conhecimento de que dispõe, os reais riscos envolvidos. E é fundamental mostrar que, na hora de pesar os custos, o risco de dependência é pequeno. Sim, há pessoas que passam mal quando param algumas drogas. "Percebi que eu dependo desse remédio, doutor", eles dizem. "Pois é, assim como os diabéticos dependem de insulina", respondo. A dependência que muitos apresentam é, na verdade, uma necessidade: ainda têm sintomas que não estão controlados e, por isso, não se sentem bem ao parar a medicação. Não é um vício. O vício tem outras características: uma sensação de urgência na busca pela droga, um "ter de" usar, a redução do repertório das atividades, focando-se cada vez mais em torno do uso da substância, o aumento constante de doses, chegando a ponto de ir a vários médicos para pegar muitas receitas. Há exagero na prescrição de calmantes no Brasil? É possível. Entretanto, por ora é uma hipótese ainda a ser confirmada. Vale a investigação, mas mostrar só esse lado da questão, sem lembrar que não tomar calmantes pode ser bem pior, dependendo do caso, contribui para a demonização dos medicamentos, aumentando o estigma e tornando a vida de todos ainda mais difícil.

Berridge, V., & Mars, S. (2004). History of addictions *J Epidemiol Community Health, 58*, 747-750.

108

A DANADA PINGA – DEPENDÊNCIA É PRAZER OU COMPULSÃO?

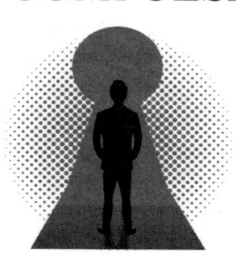

Quem conversa com dependentes químicos frequentemente ouve a seguinte explicação para a sua incapacidade de conter o impulso de usar a droga: "É um demônio que toma conta de mim, parece que não sou eu. Isso é coisa do capeta". Se desde os primórdios da história os homens põem a culpa pelas suas bobagens no Além (a *Ilíada* registra que Agamenon sequestra a amante de Aquiles e depois diz que o fez por ter sido possuído por espíritos), isso ocorre porque há situações em que se experimenta uma verdadeira perda de controle. O nível de desconexão entre as intenções e os atos se torna tão intenso que se tem a sensação de que alguma força externa está no comando.

O caso das drogas é característico. Inicialmente usadas por trazerem sensações de prazer, progressivamente esse bem-estar se perde e, em mais ou menos tempo, a pessoa se vê compelida a usar a droga não mais para se sentir bem, mas apenas para deixar de se sentir mal. Mais curioso ainda é o caso de alguns psicotrópicos sintéticos que não dão prazer algum, mas levam os sujeitos a repetir seu uso de forma contínua, tornando-se dependentes.

O querer e o gostar, tem-se descoberto, são coisas diferentes, não só do ponto de vista psicológico, mas em suas próprias raízes cerebrais. Há muito se sabe que o neurotransmissor dopamina é liberado em atividades prazerosas, levando as pessoas a repetirem-nas – alimentação, sexo e até mesmo solução de problemas trazem uma sensação boa e tendem a ser repetidas. Nem é necessário explicar que o ganho evolutivo por trás disso é evidente, pois nossos antepassados que gostavam mais de comer, de se reproduzir e de resolver os desafios da sobrevivência deixaram mais descendentes. Mais recentemente, contudo, cientistas vêm mostrando que a dopamina não marca o prazer em si, mas a importância daquele comportamento, levando a pessoa a repeti-lo. Por isso, drogas que levam à liberação artificial da dopamina geram a compulsão por seu uso – independentemente da sensação que produzam. Inversamente, experimentos com ratos revelaram que, mesmo com o bloqueio artificial da ação da dopamina, eles conseguem ter prazer em substâncias (como os cientistas sabem que eles gostaram do que provaram? Contando o número de vezes que eles lamberam os beiços, um marcador de prazer que está presente até mesmo em nós, humanos).

Essa compulsão sem prazer, desmascarada agora pelos cientistas, já fora descrita por C. S. Lewis, coincidentemente (ou não) no livro *Cartas de um diabo a seu aprendiz*, no qual narra as lições de um demônio experiente a seu jovem sobrinho. Numa das referências que faz ao prazer, o velho diabo ensina uma forma de atazanar os humanos:

> Um aumento considerável no desejo pela obtenção cada vez menor do prazer relacionado é a fórmula! Isto dá mais resultado e é, portanto, o melhor estilo a adotarmos. Conseguir a alma do homem dando a ele NADA em troca – é o que realmente aquece o coração de Nosso Pai Lá de Baixo.

A neurociência vem mostrar que o desespero dos dependentes químicos pode até não ser "coisa do demo". No entanto, ouvindo o seu relato e lendo essa descrição do C. S. Lewis, temos de convir que a armadilha da dependência parece, por assim dizer, diabólica.

Kringelbach, M. L., & Berridge, K. C. (2012). The joyful mind. *Scientific American*, *307*, 40-45.

109
SÓ OS CONTADORES SÃO NORMAIS – ASSOCIAÇÃO ENTRE CRIATIVIDADE E TRANSTORNOS MENTAIS

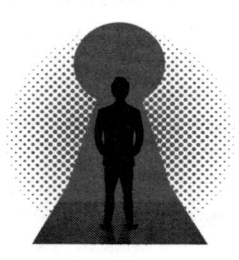

O grande escritor James Joyce, cujos textos às vezes se assemelhavam a um discurso psicótico, teve uma filha esquizofrênica. Ela também começou a escrever textos com falta de estrutura, e Joyce imaginou que os escritos de ambos fossem semelhantes. Certa vez ele mostrou essa produção para o psiquiatra Carl Jung, dizendo que ela escrevia o mesmo que ele. No entanto, após a leitura, Jung respondeu: "Mas no mar onde você nada, ela se afoga".

Estudando dados populacionais de trinta anos na Suécia, cientistas conseguiram avaliar nada menos do que 300 mil pessoas com diagnósticos de esquizofrenia, transtorno bipolar e depressão, obtendo ainda dados de seus familiares próximos e distantes, graças à extrema organização dos registros médicos e demográficos suecos. O objetivo do estudo era verificar se os pacientes e seus familiares teriam maior probabilidade de trabalhar em profissões criativas (cientistas, escritores, artistas visuais) que a população geral.

Os resultados apontam que sim. Pacientes esquizofrênicos e seus filhos não têm mais chance de seguir carreiras criativas em geral, mas apresentam maior probabilidade de ser artistas visuais. Já seus pais e irmãos têm maior tendência a todas as carreiras criativas – exatamente o caso de James Joyce.

Com relação ao transtorno bipolar, tanto os pacientes como seus parentes engajam-se mais em profissões que exigem criatividade, com um destaque para as ciências, mais do que as artes, nos parentes de primeiro grau. Essa associação que o senso comum faz entre criatividade e loucura, portanto, talvez não seja enganosa. Os contadores e auditores, por exemplo, foram incluídos no estudo como exemplo de profissão não criativa (talvez isso fosse um pouco diferente no Brasil, mas enfim) e nem os pacientes ou seus familiares apresentaram qualquer associação com essas carreiras.

Vale ressaltar que não são os sintomas que fazem a pessoa ficar criativa. Para os depressivos, por exemplo, não foi encontrada relação com criatividade, ao contrário do que imaginou Vinicius de Moraes no seu poema *A um passarinho* –

> Para que vieste
> Na minha janela
> Meter o nariz?
> Se foi por um verso
> Não sou mais poeta
> Ando tão feliz! [...]

É algo além da doença em si que cria essa tendência.

O que ocorre é que esses diagnósticos não são categorias do tipo "tudo ou nada", ou totalmente bipolar ou totalmente "normal". Antes, são variações da normalidade, com graus distintos de expressão de sintomas. Provavelmente, graus mais leves de aceleração mental ou mesmo de capacidade de fantasiar distanciando-se da realidade, são vantajosos para carreiras criativas. No entanto, esses traços podem se somar de maneira excessiva em alguns indivíduos, levando a sintomas prejudiciais e dando origem, então, a um transtorno mental.

Essa é uma das principais teorias que explicam porque essas doenças, que têm forte componente genético, apresentam uma prevalência estável na população: até certa intensidade, são traços vantajosos. Passar do ponto em alguns casos é um risco que a evolução parece que optou por aceitar.

Kyaga, S., Lichtenstein, P., Boman, M., Hultman, C., Langstrom, N., & Landen, M. (2011). Creativity and mental disorder: Family study of 300 000 people with severe mental disorder. *The British Journal of Psychiatry, 199*(5), 373-379.

110

POR QUE FALTA DE ATENÇÃO PODE SER DOENÇA

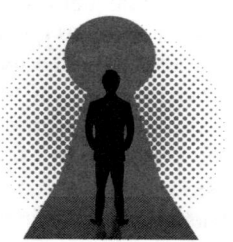

Polêmicas sempre vêm da ignorância. Por uma questão lógica, se existe um conhecimento claro e certo, não há espaço para polemizar. Se há debate, é porque uma das partes (ou as duas) não sabe do que está falando.

No caso das acaloradas discussões sobre os diagnósticos psiquiátricos, elas ocorrem também por ignorância. Tanto dos médicos como dos críticos.

Essa discussão normalmente tem o seguinte desenho: de um lado, um grupo diz que os transtornos mentais são construções sociais, criadas pelos médicos e, por isso, não teriam validade; na outra ponta, os profissionais da saúde dizem que isso é um absurdo, que há diversas provas de que essas doenças "existem" de verdade, são biologicamente identificáveis, e o diálogo descamba para bate-boca. O mais divertido é que os dois lados conseguem estar errados, mesmo invocando argumentos verdadeiros. A ignorância que gera o debate aqui não é técnica, é filosófica.

Por isso, invoco para o debate a figura ímpar de Georges Canguilhem. Filósofo de formação, ele posteriormente decidiu estudar medicina, considerando-a um pouco mais "prática", por assim dizer. No entanto, como um estrangeiro que traz um olhar renovado quando se muda para um país, uma vez formado médico, Canguilhem trouxe para a área uma reflexão profunda e até certo ponto inédita. Sua tese de doutorado deu origem ao livro *O normal e o patológico*, que deveria ser leitura obrigatória em todas as faculdades de medicina. Provavelmente o debate sobre os diagnósticos psiquiátricos esfriaria bastante.

A genialidade de Canguilhem foi simplesmente ver o óbvio: a doença não é uma entidade real, com existência por si só, independente do seu contexto. As variações para mais e para menos que a biologia impõe às nossas funções fisiológicas, à nossa anatomia, etc., só adquirem o caráter de patológicas quando, na interação daquele ser com seu meio, elas se tornam desvantajosas. Assim, o que seria o normal? Apenas a melhor solução encontrada pela natureza para o ser nas suas condições de vida. "Não existe fato que seja normal ou patológico em si.", afirma ele. "A anomalia ou mutação [...] exprimem outras normas de vida possíveis. Se estas normas forem inferiores, quanto à estabilidade, à fecundidade, à variabilidade da vida [...] elas são ditas patológicas. Se eventualmente essas normas se revelarem, no mesmo meio equivalentes, ou em outro meio superiores, elas serão ditas normais."

Não é diferente com os transtornos mentais. Todos os critérios diagnósticos de qualquer natureza sempre levam em conta o impacto dos sintomas na vida da pessoa. Assim, não basta apresentar essa ou aquela característica "anormal", esse ou aquele comportamento "estranho" – o sujeito só é dito doente quando sofre um prejuízo significativo em suas relações pessoais, em seu trabalho, na família. Ora, isso é exatamente o que Canguilhem propõe. E resolve muita polêmica em saúde mental.

Vejamos o caso do déficit de atenção. Os críticos dizem que é um diagnóstico da moda, só inventado pela pressão por desempenho que vivemos. Os médicos provam que há correlações biológicas claras, tanto anatômicas como neuroquímicas, que determinam a menor capacidade atencional. E, então, é biológico ou social? Fica claro que são ambos: existe de fato uma variação individual na atenção e na concentração, que é determinada biologicamente, mas é só por conta da sociedade que construímos, do mundo em que vivemos, da forma como as coisas são, que as pessoas com menor tempo de atenção sustentada acabam tendo prejuízos, por vezes bem sérios, em sua vida. Um homem das cavernas atento às distrações (e ameaças) em volta, e não apenas concentrado numa pintura rupestre, talvez fosse considerado mais saudável do que o doente.

E agora? Como negar que seja doença? Como negar que seja construída?

111

BOTOX CONTRA DEPRESSÃO

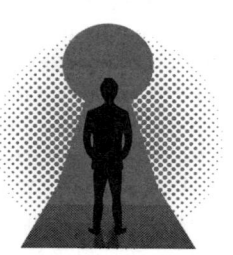

Dois patos estavam nadando quando um disse "quack!", ao que o outro respondeu: "Eu ia dizer exatamente isso!".

A piada não é tão boa, mas, estranhamente, é considerada mais engraçada do que as versões usando outros personagens, como vacas dizendo "muu", ou cachorros, "au". A teoria é de que a expressão facial envolvida em dizer "quack", aberta e mais semelhante a um sorriso, influencia positivamente o humor, enquanto com as sisudas "muuu" ou "au" aconteceria o contrário. Segundo tal raciocínio, a emoção modifica o rosto, mas a expressão facial também altera as emoções.

A ideia não é nova. Em 1844, Edgar Alan Poe, o pai das histórias policiais e de mistério, escreveu o antológico conto *A carta roubada*. Em determinado trecho, seu famoso detetive Dupin descreve um menino que sempre ganhava num jogo de par ou ímpar com bolas de gude, como que adivinhando o pensamento dos oponentes. Ao perguntar seu método, ele ouve do garoto: "Quando quero saber até que ponto alguém é inteligente, estúpido, bom ou mau, ou quais são os seus pensamentos no momento, modelo a expressão de meu rosto, tão exatamente quanto possível, de acordo com a expressão da referida pessoa e, depois, espero para ver quais os sentimentos ou pensamentos que surgem em meu cérebro ou em meu coração, para combinar ou corresponder à expressão". Até onde sei, é a primeira descrição desse fenômeno.

Pensando nisso, médicos alemães propuseram a utilização de botox para tratar a depressão. Enganou-se quem imaginou que o tratamento se baseou em fazer as pessoas se sentirem mais jovens e bonitas e, portanto, mais felizes. O objetivo era relaxar a carregada expressão facial que os deprimidos geralmente apresentam, paralisando a musculatura da testa e, consequentemente, bloqueando a influência negativa da face no humor. Para isso, escolheram trinta voluntários com depressão e aplicaram botox na testa de metade deles e soro fisiológico nos demais. O estado emocional de todos era equivalente no início do estudo, mas seis semanas depois as escalas de sintomas depressivos mostraram uma melhora cinco vezes maior nos pacientes tratados com botox do que nos que receberam placebo.

Da próxima vez que perceber que está ficando de mau humor, portanto, sorria. O velho conselho de agir como se estivesse feliz para se sentir assim parece, afinal de contas, ser eficaz.

Wollmer, M. A, de Boer, C., Kalak, N., Beck, J., Götz, T., Schmidt, T., . . . Kruger, T. H. (2012). Facing depression with botulinum toxin: A randomized controlled trial. *Journal of Psychiatric Research, 46*(5), 574-581.

112

A ÚLTIMA QUE MORRE

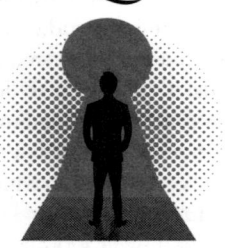

Existe uma ponte na Coreia do Sul que fala com as pessoas, desencorajando-as a cometer suicídio. Sim, uma ponte falando. Lembra um pouco o conto *Compreensão*, de Orígenes Lessa, no qual o viaduto também conversa; mas enquanto na história o diálogo é com o homem que impediu um suicídio (é um tanto irônico, diga-se), em Seul a ponte fala diretamente com quem pensa em dar cabo da vida.

A campanha é excelente: há tempos sabe-se que existem lugares preferenciais para o suicídio. A ponte Golden Gate, em São Francisco, é o maior exemplo: trata-se do ponto de onde mais pessoas se jogam para a morte em todo o mundo, o que comprova em parte o componente contagioso desse comportamento. Mas, além do contágio, há a questão do acesso fácil: a disponibilidade de meios letais é também sabidamente um fator de risco. Dão testemunho disso os casos históricos de redução nas taxas de suicídio após uma mudança no fornecimento de gás no Reino Unido (de um fatal para um não fatal) e o banimento de pesticidas muito venenosos no Sri Lanka. Não é coincidência, portanto, o fato de que, nas cidades onde há pontes altas, as pessoas se matam mais do que naquelas onde não há.

Percebendo isso – e não querendo abrir mão das pontes –, simplesmente passamos a construir barreiras impedindo as pessoas de pular. Funciona:

fica difícil se matar, as taxas de suicídio diminuem. E não apenas na hora – alguém poderia pensar que os suicidas simplesmente mudam de método, mas estudos comprovam que, quando uma barreira é erguida numa ponte, a incidência global de suicídio diminui. Mais ainda: acompanhando cerca de quinhentas pessoas que foram impedidas de pular da Golden Gate no momento fatal, descobriu-se que apenas 6% delas acabaram se matando. Quase todo mundo aproveita uma segunda chance quando tem.

No entanto, na Coreia do Sul, onde há a maior taxa de suicídio entre os países desenvolvidos há anos, a companhia de seguros Samsung propôs ao governo uma alternativa às barreiras. Ousadamente, em vez de construir muros ou colocar redes, eles criaram uma instalação artística ao longo da ponte Mapo, de onde mais de cem pessoas haviam pulado nos últimos cinco anos. Painéis luminosos foram instalados ao longo da ponte e, enquanto os pedestres caminham por ela, vão surgindo mensagens otimistas, piadas, palavras de conforto e imagens felizes (veja a campanha, premiada em Cannes, em https://www.youtube.com/watch?v=LYMWPSKpRpE). Esse incentivo a pensar melhor foi suficiente para derrubar em 85% as taxas de suicídio segundo as estatísticas mais recentes.

O suicídio é um ato extremo e, embora tenha relação com transtornos mentais, nem sempre é motivado por doença: o fim da esperança é a razão última por trás desse comportamento radical. No entanto, a experiência coreana vem mostrar que às vezes bastam algumas palavras para que a gente lembre que enquanto há vida pode haver esperança.

Blaustein, M., & Fleming, A. (2009). Suicide from the golden gate bridge. *Am J Psychiatry*, *166*(10).

113
"NÃO SOU PREGUIÇOSO" – O PRECONCEITO CONTRA PACIENTES DEPRIMIDOS

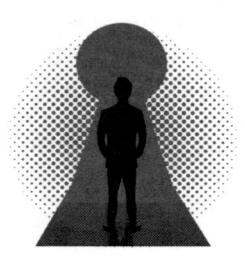

Muito se fala sobre o preconceito contra pacientes psiquiátricos em geral, sendo particularmente bem-sucedidas as campanhas contra o estigma para determinadas doenças, como o autismo, por exemplo. Menos atenção é dada ao preconceito que ainda cerca doenças como a depressão. Embora a discriminação que sofrem as pessoas deprimidas possa ser menor, a alta prevalência desse transtorno torna esse assunto uma importante questão social.

O estigma e o preconceito fazem com que as pessoas deprimidas tenham menos oportunidades, demorem mais para obter tratamento, piorem sua autoestima, alimentando um círculo vicioso que só faz agravar o quadro. É especialmente difícil para quem está de fora compreender a falta de vontade que essas pessoas podem demonstrar. O desinteresse em tudo – até mesmo em melhorar, que dá impressão de que elas "não querem se ajudar" – é um dos sintomas mais cruéis da depressão, pois acaba justamente com a vontade dos pacientes. Não é preguiça ou má vontade: eles por vezes simplesmente não conseguem querer nada – nem melhorar.

A boa notícia é que não só a depressão tem tratamento, o preconceito também tem. O mais eficaz são as campanhas informativas e o contato com pacientes. Quando as duas estratégias são aliadas, obtêm-se os melhores resultados: pessoas que interagem com pacientes deprimidos passam a compreender o problema pela ótica deles, abandonando opiniões preconcebidas.

Divulgando informações como essas podemos contribuir para o mundo ficar, literalmente, mais feliz.

Quinn, N., Knifton, L., Goldie, I., Van Bortel, T., Dowds. J., Lasalvia, A., . . . Thornicroft, G. (2013). Nature and impact of European anti-stigma depression programmes. *Health Promotion International,* 29(3):403-413.

114

CUIDANDO DO CORAÇÃO – NOS DOIS SENTIDOS

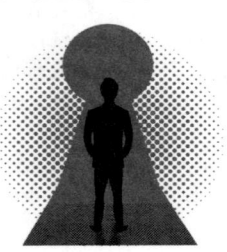

Uma criança deprimida é de partir o coração. Literalmente. Ela e os pais têm mais riscos de infarto e outros problemas cerebrovasculares do que as crianças (e seus pais) que não tiveram depressão.

Hoje já não existe dúvida de que a depressão e infartos agudos do miocárdio (IAMs) ou acidentes vasculares cerebrais (AVCs) têm uma relação direta. Já se sabia que infartados ficavam deprimidos e também que os deprimidos tinham mais chance de enfartar, mas é recente a constatação de que ambos os problemas têm fatores de risco em comum. O estado inflamatório acima do normal que ocorre em situações como obesidade e tabagismo, por exemplo, aumenta tanto a chance de lesões nas artérias como a de alterações cerebrais, elevando o risco de IAMs e depressão, respectivamente.

Os riscos não param por aí, como demonstra uma pesquisa publicada em 2014. Os pesquisadores avaliaram quase 600 adolescentes, dividindo-os em três grupos: os que tiveram depressão na infância, os irmãos de quem teve depressão e um grupo-controle saudável. Embora 85% desses adolescentes já não estivessem deprimidos quando foram avaliados, os resultados foram preocupantes. Aqueles que tinham ficado deprimidos quando criança fumavam quase treze vezes mais do que os outros, praticavam metade da atividade física e eram quase quatro vezes mais obesos na adolescência. Ou seja, tinham precocemente muito mais fatores de risco para doenças cardíacas e vasculares.

Além disso, os pais daqueles que tiveram depressão também apresentavam mais chance de ter IAM e AVC: 3 e 4 vezes mais risco para essas doenças, respectivamente. O que só reforça que há riscos genéticos em comum ligando doenças cerebrovasculares e depressão.

Esses resultados são importantes não só por serem mais uma evidência de que essas doenças são biologicamente conectadas, mas também por mostrar que a depressão por si só leva a pessoa a desenvolver muito cedo um perfil de comportamento de risco, aumentando ainda mais sua já grande chance de enfartar.

Assim, para ter uma vida saudável, é cada vez mais evidente que precisamos cuidar do coração. Em todos os sentidos.

Rottenberg, J., Yaroslavsky, I., Carney, R. M., Freedland, K. E., George, C. J., Baji, I., . . . Kovacs, M. (2014). The association between major depressive disorder in childhood and risk factors for cardiovascular disease in adolescence. *Psychosomatic Medicine, 76*(2), 122-127.

115
PREVENINDO O DÉFICIT DE ATENÇÃO

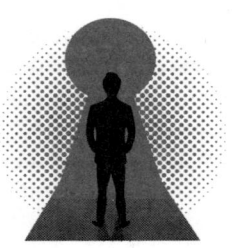

O transtorno de déficit de atenção/hiperatividade (TDAH) tem sinais típicos, como dificuldade de concentração, impulsividade e inquietação, todos num nível acima do normal, trazendo prejuízos para a vida da criança (ou do adulto) e de seus pais. No entanto, como nosso organismo em geral – e nosso cérebro em particular – pode ser treinado, pesquisas inglesas e norte-americanas vêm propondo estimular as habilidades que apresentam problemas em crianças com TDAH antes mesmo de o diagnóstico ser feito. Como estamos falando de brincadeiras e jogos infantis, não existe preocupação com efeitos colaterais ou prejuízos de longo prazo. É justamente o contrário.

Os pais e as crianças são convidados a participar de programas breves, com poucas semanas de duração, nos quais aprendem diversas atividades, como brincar de estátua, jogos da memória, "seu mestre mandou", "morto-vivo", etc. A ideia central é que essas brincadeiras sejam incorporadas à rotina da família e, assim, praticadas diariamente. Com isso, de forma divertida e sem contraindicações, os pais ajudam seus filhos a segurar seus impulsos – aguardando até que uma ordem seja completada ou parando subitamente o que estão fazendo –; a prestar atenção – guardando e manipulando informações –; e a controlar a inquietação motora – desenvolvendo o autocontrole.

Hoje, em tempos de informação instantânea, de leitura em diagonal e de incapacidade de aprofundamento, um dos maiores diferenciais em termos de educação que os pais podem passar para os filhos é justamente a capacidade de sentar quieto por tempo suficiente para a leitura ou o estudo. E isso pode ser uma grande brincadeira.

Laber-Warren, E. (2014). Concentrate. *Scientific American Mind,* 25(2), 61-65.

116

BELEZA NÃO SE PÕE À MESA, MAS NINGUÉM QUER COMER NO CHÃO

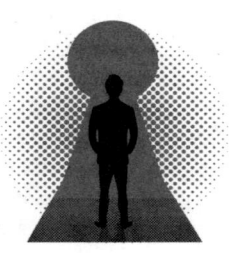

Você está satisfeito com seu corpo? Se não estiver, consideraria fazer uma cirurgia plástica? Pois praticamente 1,5 milhão de brasileiros (1,49 milhão para ser exato) optaram pelo bisturi ao longo de 2013; com isso, o País superou os Estados Unidos como o primeiro colocado mundial nessas intervenções, segundo o jornalista Jamil Chade.

Por que isso acontece? E que consequências esse fenômeno pode trazer?

As respostas são várias. Há um fator cultural bem nosso, mas que não age sozinho, e sim em conjunção com o atual cenário econômico do Brasil. Estudando as formas de se relacionar conjugalmente no País, a antropóloga Miriam Goldberg se surpreendeu com a centralidade do "corpo" na nossa cultura, atestando algo que empiricamente Gilberto Freyre já havia proposto e que todos imaginamos: o brasileiro valoriza muito o corpo e sua aparência jovem e saudável. Assim, com o aumento do poder aquisitivo nos últimos anos, nós tivemos maior acesso não só a carros e geladeiras, mas também à cirurgia estética. Alguns expressam a preocupação, contudo, se não haveria fatores psicológicos, emocionais, subjacentes a esse aumento da busca por um corpo bonito. Em caso positivo, tais fatores deveriam ser identificados e tratados, sob o risco de termos consequências negativas futuras por ignorar o verdadeiro problema.

Mas é difícil dizer. Os estudos com pacientes pré-cirurgia indicam que, de forma geral, não existe um perfil de problemas psíquicos motivando a operação. Evidentemente são pessoas que estão menos felizes com o próprio corpo do que a população geral, mas, apesar de os resultados variarem, o que parece é que, por trás da decisão de ser operado, está mais presente uma insatisfação benigna do que um transtorno mental. Tal descontentamento pode variar dentro de um espectro com pelo menos três estágios:

1) Insatisfação – quando há aspectos que incomodam, mas de forma tolerável.

2) Distúrbio da imagem corporal – não é exatamente um diagnóstico, mas uma condição em que o sujeito fica mais incomodado e acaba sendo emocionalmente afetado, desenvolvendo comportamentos de camuflagem de um real ou suposto defeito.

3) Transtorno dismórfico corporal – uma doença psiquiátrica propriamente dita, em que a percepção da pessoa é distorcida a tal ponto que um defeito imaginário passa a dominar totalmente sua vida e que não melhora com qualquer intervenção estética, cirúrgica ou não.

Embora os dois últimos sejam problemas mais sérios, dignos de intervenção no mínimo psicoterapêutica, acredito – e aqui é apenas um chute, ainda que embasado nos resultados das pesquisas – que seja o primeiro grupo o responsável pela explosão de cirurgias. Até porque o fenômeno tende a se autoalimentar, já que, num ambiente em que culturalmente se valoriza o corpo e em que a busca pela beleza se torna acessível, mais gente irá correr atrás desses padrões, aumentando a insatisfação dos que se afastam deles. Não existe tampouco um consenso sobre o que acontece depois que as pessoas são operadas – os resultados dos estudos variam também nesse quesito e, novamente, não parece haver tendência para grandes catástrofes no pós-operatório, seja do ponto de vista clínico ou psíquico.

Existe exagero na busca por um corpo perfeito? Eu tenho a mera sensação de que sim – boa parte das plásticas me parecem desnecessárias. No entanto, no fim das contas, onde (e como) se traça a linha que separa futilidade de necessidade sem incorrer num julgamento arbitrário? Mais do que isso, quais as evidências de que isso seja prejudicial para a população?

E, sejamos sinceros, o problema do brasileiro não é olhar demais para fora. Antes fosse. Nossa grande dificuldade se encontra no polo oposto: é olhar de menos para dentro.

Sarwer, D. B. , Wadden, T. A., Pertschuk, M. J., & Whitaker, L. A. (1998). The psychology of cosmetic surgery: A review and reconceptualization. *Clinical Psychology Review, 18*(1), 1-22.

117

ANSIEDADE DE MORRER

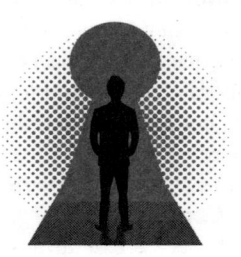

E se eu não conseguir escrever um bom texto sobre o livro *Meus tempos de ansiedade*? Minha reputação será arruinada para sempre. Minhas mãos suam no teclado enquanto penso nisso, acho que vou deixar para mais tarde, escrever agora parece impossível. Expor assim a ansiedade não pode ser pior? Ainda existe tanto preconceito com relação aos transtornos mentais. Não foram exatamente essas as angústias que acometeram o autor, Scott Stossel, na jornada que empreendeu pelo mundo da ansiedade nesse mais recente livro? Misturando relato pessoal, pesquisa científica e história cultural, o livro lançado no Brasil pela Cia. das Letras é talvez o mais completo e abrangente trabalho leigo sobre os transtornos de ansiedade. É muita responsabilidade resenhar uma obra de tamanho alcance – e se eu não estiver à altura da tarefa? Se ficar pensando nisso, aí mesmo que não conseguirei escrever nada.

Essa emoção tão perturbadora, Stossel revela em suas pesquisas, pode literalmente bloquear o pensamento racional. Simplificando bastante um mecanismo complexo: as principais áreas cerebrais responsáveis pela sinalização de perigo são chamadas amígdalas, localizadas numa região profunda do cérebro. Quando estão ativas, alertam para uma ameaça potencial – por vezes, antes mesmo que tenhamos consciência disso. No entanto, quando estão hiperativadas, como nas situações de ansiedade patológica, podemos chegar a experimentar verdadeiro terror. Com sua função de nos preparar para fugir ou lutar, se as amígdalas gritam assim tão alto, acabam abafando o córtex frontal. Responsável pelo pensamento racional, pela avaliação fria das situações, o córtex frontal fica falando sozinho tentando nos convencer a sermos razoáveis, pensar melhor no que está acontecendo. Não há negociação com os fóbicos. Uma das muitas teóricas citadas no livro, a psicanalista Karen Horney, diferencia, contudo, ansiedade de medo – embora o mecanismo seja o mesmo, se ele entra em ação quando estamos diante de um perigo de morte, vivenciamos essas reações como medo; já se for quando estamos diante de um computador, tentando escrever um texto sobre algo que teoricamente conhecemos bem, chamamos de ansiedade. Como agora.

É isso então? Essa boca seca e esse arfar acompanhado de uma leve vertigem enquanto procrastino a tarefa são meros mecanismos biológicos? Resultados de disparos erráticos do meu sistema de alarme, equivocadamente acionados pelo contexto artificial que chamamos de civilização? Willian James, um dos pais da psicologia moderna, descobrimos no livro, acreditava que a causa do que viria a ser chamado de síndrome do pânico fosse a vida moderna – um sistema que evoluiu para sinalizar o perigo nas cavernas selvagens não pode funcionar adequadamente nas cidades civilizadas.

Entretanto, com o conhecimento de quem vive no olho do furacão, Stossel não é inocente de achar tudo tão simples. A influência da cultura é central na ansiedade – senão, por que nas crises de pânico os norte-americanos acham que estão enfartando enquanto os japoneses pensam que vão desmaiar? Ou qual a razão de os medicamentos que funcionam para os franceses serem menos eficazes para os chineses? E, para além da sociedade ou da biologia, o autor – que se submeteu a diversas formas de psicoterapia – questiona também se sua real eficácia não apontaria para a realidade da vida psicológica, não meramente biológica.

Melhor encerrar por aqui. Biológica, psicológica, social e cultural, a ansiedade é tudo isso ao mesmo tempo. Da reação normal que nos protege ao terror que causa um sofrimento incapacitante, passando pelo estresse que aumenta a produtividade, ela é um excelente exemplo de como mente, corpo e cultura são inextrincavelmente ligados. Scott Stossel sabe disso melhor do que ninguém e consegue alinhavar todos esses fatores de forma elegante. Patologicamente ansioso, ele também achava que não ia dar. Mas deu.

118

QUANDO O PROBLEMA DOS FILHOS PROBLEMÁTICOS PODEM SER PAIS COM PROBLEMAS

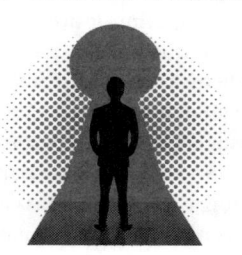

Ouvi na faculdade que, quando há muitas explicações diferentes, provavelmente é porque nenhuma se provou definitiva. Tendo a concordar. Tome a relação entre pais e filhos. A quantidade de teorias, escolas psicológicas, modelos animais e hipóteses antropológicas sobre o tema não caberia numa biblioteca inteira. (Só como curiosidade busquei no Google a expressão "relação entre pais e filhos" e encontrei 25 milhões de resultados). Diante do mesmo fato, há dezenas, senão centenas, de explicações possíveis dependendo da teoria que se queira adotar (talvez sejam milhões, a julgar por minha breve pesquisa).

Certa vez fui procurado por uma pessoa que dizia que seu filho pré-escolar estava muito bravo com ela, a ponto de querer vê-la desaparecer. Sempre fora uma criança tranquila, mas há tempos vinha se comportando de forma hostil. Mudo os detalhes para guardar o sigilo, mas a essência está mantida. A consulta era uma tentativa de entender o que estava se passando na cabeça da criança; quem sabe isso ajudaria. E agora? Quantos milhares de motivos, estudados por quantas centenas de teorias, explicam por que uma criança fica com raiva de um adulto? Haveria uma linha teórica que me daria a explicação para aquele caso?

Provavelmente motivado pelo que percebi no discurso e na expressão do adulto que me procurava, no entanto, encaminhei a conversa para ele mesmo, em vez de me focar no filho. Ficou evidente que se tratava de uma pessoa com flagrante quadro depressivo, irritada, mal-humorada, cansada, sem energia, sem alegria. Claro que tudo isso poderia ser consequência do desgaste fruto da relação com a criança, mas apostamos juntos no contrário e resolvemos tratar a depressão. Como num passe de mágica, conforme a saúde emocional foi restaurada, a criança voltou ao seu padrão habitual de tranquilidade, afeto e apego. A irritação passou, e a relação voltou ao normal. O problema não era a criança afinal, como muitos acadêmicos poderiam elucubrar.

Aprendi duas coisas com esse caso: em primeiro lugar, não existe teoria para tudo. A vida é muito mais complexa do que os livros, e a maioria dos fenômenos (humanos ou não) ainda não foi estudada pela ciência. Talvez nunca seja, mas, mesmo assim, eles estão ali, diante de nós, e precisam ser encarados. Em segundo lugar (não por acaso algo que não aprendi nos livros), um dos sintomas de depressão em quem tem filhos é a mudança de comportamento das crianças. A sabedoria popular diz mesmo que as crianças são esponjas que captam o que os pais estão sentindo. Se isso ocorre com o estresse do dia a dia, imagine o estrago que pai ou mãe com depressão podem fazer. Desde então sempre pergunto aos meus pacientes se eles notaram alteração no comportamento dos filhos durante a doença e depois da melhora. Todos contam a mesma história, de crianças que estavam arredias voltam a ser carinhosas.

Penso, então, que existe uma terceira lição, que vale para todos nós. Se nossos filhos estão muito malcriados, briguentos ou problemáticos, antes de achar que isso é um problema deles, vale a pena olhar para nós mesmos. Em grande medida, os filhos são de fato nossos espelhos.

119
DESACELERAR DESDE CEDO – SERIA HORA DE ENSINAR MEDITAÇÃO PARA AS CRIANÇAS?

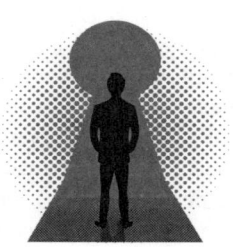

A prática da meditação está cada vez mais sendo estudada e vem comprovando seus benefícios. Isso é tão difundido que nem seria preciso dizer que ela promove redução do estresse, melhora da função imunológica, aumento da compaixão, redução da pressão arterial, aumento das emoções positivas, redução da ansiedade, melhora na concentração, a lista é grande. No entanto, embora esteja presente na humanidade há milênios, na maioria das vezes é bem difícil iniciar exercícios de meditação, sobretudo para nós, ocidentais. Acalmar a mente não é conosco.

Como os efeitos positivos no controle da ansiedade são claros, com frequência indico a prática para meus pacientes com transtornos de ansiedade como uma medida adjuvante aos medicamentos, terapias ou atividades físicas. E invariavelmente me deparo com a dificuldade que as pessoas demonstram só de pensar em meditar. Numa dessas consultas, conversando com uma paciente, comentei que meditação poderia ser ensinada nas escolas: as crianças têm muito mais facilidade de desenvolver determinadas habilidades e, via de regra, não estão ainda tão aceleradas como os adultos. Além disso, como a capacidade de se focar e manter a atenção é uma habilidade cada vez mais rara – mas indispensável para a educação – elas ainda ganhariam qualidade de estudo. Que gênio! Por que ninguém pensou nisso antes?

Claro que já pensaram. Fui atrás de mais informação e me deparei com uma revisão sistemática da literatura científica publicada em 2015, reunindo os estudos mais consistentes. Descobri que, em vários países, já há programas para incluir a meditação no currículo escolar. Segundo os dados levantados, que somando todos os estudos alcançavam 1.797 alunos, existem resultados positivos consistentes em diversos parâmetros. Maior bem-estar entre os estudantes, menos ansiedade e melhora no autocontrole emocional foram alguns dos benefícios comprovados, em maior ou menor grau. Também foi constatada melhora nas funções cognitivas, notadamente a atenção, embora não tenham sido atestados ganhos expressivos no rendimento escolar até o momento.

Várias técnicas foram utilizadas nesses diversos experimentos, mas praticamente toda meditação se baseia em três princípios: 1 – manter o foco num único estímulo (um som, uma imagem, um pensamento, os *inputs* sensoriais, a respiração, etc.); 2 – perceber quando surgem distrações e, tranquilamente, se desligar delas; 3 – retornar o foco para o estímulo escolhido. Embora remetam a tradições orientais, místicas, etc., esses princípios são totalmente independentes de crenças ou religiões e fazem todo o sentido: nossa mente vaga, inquieta, por um sem-número de pensamentos, ruminações, preocupações, dando origem a emoções de toda espécie, muitas vezes negativas e prejudiciais. Meditar nada mais é do que aquietar a mente, impedindo-a de entrar nesse turbilhão descontrolado de pensamentos – daí a redução do estresse, a melhora da atenção e assim por diante.

Educar é preparar as crianças para a vida, fornecendo-lhes conhecimentos, competências e habilidades. Além de ensinar a raciocinar, ler e fazer contas, a escola também as prepara – formalmente ou não – para estabelecer relações, gerenciar conflitos, fazer escolhas. Da mesma forma como lhes damos educação física – considerando que o uso do corpo pode e deve ser aprimorado para uma vida mais plena –, por que não lhes dar também uma educação mental?

Para além de qualquer ideologia, religião ou crença, diante dos resultados consistentes que vêm surgindo, fornecer às pessoas desde cedo uma habilidade mental para lidar com os desafios que irão enfrentar pode fazer muito sentido numa sociedade cada vez mais inquieta.

Waters, L., Barsky, A., Ridd, A., & Allen, K. (2014). Contemplative education: A systematic, evidence-based review of the effect of meditation interventions in schools. *Educational Psychology Review, 27*(1), 103-134.¶

120
NÃO FUJA DA DEPRESSÃO

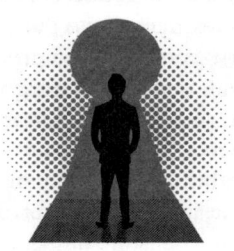

Existem doenças que sofrem muito mais preconceito do que a depressão. Hanseníase. Tuberculose. Mesmo na psiquiatria, ela não é a mais estigmatizada. Esquizofrenia assusta mais. Cleptomania é menos aceita. Transtorno obsessivo-compulsivo é mais ridicularizado. A síndrome de Tourette é mais constrangedora e menos compreendida. No entanto, infelizmente, por mais que hoje se conheça e aceite a depressão, os pacientes ainda sofrem com o estigma. Como é uma doença muito mais frequente do que outras (praticamente uma em cada cinco pessoas terá depressão ao longo da vida), a estigmatização, mesmo que individualmente menor, afeta um número muito maior de pessoas, prejudicando a sociedade inteira.

De acordo com algumas classificações, o estigma pode ser dividido em três componentes: o estereótipo, o preconceito e a discriminação. Estereotipar alguém é acreditar que as características da pessoa podem ser conhecidas a partir de um atributo. São exemplos de estereótipos achar que alguém é trabalhador ou arrogante após saber que é médico ou considerar que o sujeito é burro ou saudável porque trabalha como modelo. Um estereótipo pode ser positivo ou negativo, mas é uma simplificação.

Já o preconceito vem do estereótipo, mas é carregado de uma avaliação negativa. Pior: não se restringe a uma crença, envolve também emoções negativas, medo ou desprezo por alguém sem conhecê-lo, apenas por saber de uma de suas características. O preconceito racial é um exemplo. Já a discriminação é o aspecto prático desses dois: é a negação de direitos, a restrição de oportunidades, é tratar diferente – e, nesse contexto, tratar pior – as pessoas que sofrem preconceito por causa do estereótipo.

Pessoas com depressão sofrem nesses três níveis. É muito comum imaginar que um "deprimido" seja uma pessoa fraca, sem força de vontade para reagir, preguiçosa na pior acepção dessa palavra. Como tais estereótipos são praticamente só negativos, o preconceito é frequente. Não tenho a estatística precisa, mas estimo que quase metade dos pacientes com depressão já me disseram que, antes de adoecer, eles mesmos achavam que depressão era frescura, coisa de gente desocupada. Não é raro passarem anos fugindo do tratamento, tentando "reagir" para não se mostrarem fracas diante dos outros e de si mesmos. E as restrições também acontecem: eles têm menos oportunidades de emprego, por exemplo, e podem até receber menos atenção médica diante de queixas físicas como dores.

As consequências do estigma na depressão, portanto, são enormes: ele leva muitas pessoas a negar o diagnóstico, a não buscar tratamento, a esconder o problema. Algumas acabam desempregadas, isoladas. Nem é preciso dizer que tudo isso piora a depressão. Aumentando o estigma. Piorando a depressão. Aumentando o estigma.

Duas são as principais armas no combate ao estigma: a mais eficaz é o contato pessoal. Depois que você conhece alguém, é mais difícil manter estereótipos (o sujeito não é o deprimido, mas o João, que gosta de futebol, que tem dois netos, gosta de música, detesta sopa, construiu uma mesa de madeira). A base do preconceito se desfaz e reduz as restrições. A segunda é a informação. É saber que depressão não é uma escolha, mas uma doença. Que não se pode reagir a ela por conta própria, assim como não se pode reagir a uma crise de asma ou a um infarto. É divulgar que entre as cem pessoas próximas de você, umas vinte tiveram ou terão o mesmo problema. Entre seus mil amigos nas redes sociais, pelo menos uns duzentos precisarão de tratamento com um psiquiatra. Por sinal, esse profissional não é médico de loucos, mas de pessoas cujas emoções adoecem. E, por fim, é estar ciente de que a depressão tem cura na maioria dos casos.

Que tal usarmos essas armas? Transmitindo essas informações corretas nas nossas conversas, nas fofocas de trabalho, nas mensagens de WhatsApp. Mas, sobretudo, não evitando quem tem depressão. Ao contrário, aproximando-se. Quem está com depressão é alguém como você e eu: não gosta de ser cobrado nem de ser largado. Assim como nós, só quer ser amado.

121

TOMAR REMÉDIO É FÁCIL, DIFÍCIL É TOMAR RUMO

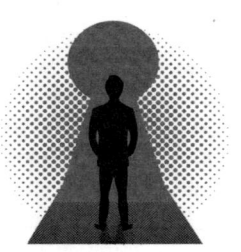

A depressão caminha para se tornar uma das principais doenças da humanidade. Segundo a Organização Mundial da Saúde, ela afeta 350 milhões de pessoas e, em 2020, se tornará a principal causa de incapacidade no mundo. Parte desse aumento se deve ao melhor esclarecimento das pessoas e à maior taxa de diagnósticos, mas não é só isso. O suicídio também aumenta mundo afora, indicando que há crescimento real no número de casos. A pergunta principal é: por quê?

Como todos os transtornos mentais, a depressão não tem uma causa só, bem definida. Sua origem é "multifatorial", ou seja, múltiplos fatores contribuem para que ela surja. E um dos personagens mais cotados para vilão principal no aumento dos casos é o estresse. Ele não é um problema exclusivo do nosso tempo, sempre existiu, mas hoje, onde quer que procuremos, vamos achar fontes de estresse. Seja vindo do trabalho, que exige sempre mais; seja do meio cultural, com o fluxo de informação ininterrupto sobrecarregando nossos cérebros; do ambiente doméstico, com relações e papéis sendo redefinidos, gerando insegurança; ou mesmo do simples fato de o mundo passar por uma urbanização crescente, levando para mais gente o bônus, mas também o ônus de se viver em cidades. Uma das maneiras de o estresse levar à depressão é por estimular a resposta inflamatória geral do nosso organismo, desgastando-o lentamente.

O pior é que esse estresse todo pode não só estar causado, mas também perpetuando a depressão. Um estudo acaba de ser publicado investigando por que os antidepressivos funcionam, mas não para todo mundo. Sabendo desse papel da resposta inflamatória na origem da depressão, os cientistas estressaram um grupo de ratos, levando-os a ter alterações comportamentais semelhantes às que ocorrem nos deprimidos. Passaram então a tratá-los com placebo ou com o antidepressivo fluoxetina, mantendo metade no ambiente estressante original e metade num ambiente tranquilo. Resultado? Não só o comportamento destes últimos melhorou mais do que o dos primeiros, como também os parâmetros biológicos de atividade inflamatória diminuíram, enquanto nos pobres ratos estressados a inflamação aumentou.

Os pesquisadores concluíram algo difícil de discordar: não adianta tomar remédio se não atuarmos também no ambiente. O que faz todo sentido: se a origem da depressão não é só química, apenas medicamentos dificilmente bastarão para curá-la.

Como se combate o estresse se ele vem de todos os lados? Pode ser difícil, mas não é impossível. Cuidando bem do sono, por exemplo: a maioria das pessoas que dorme menos do que gostaria tem falta de sono por sua própria culpa, por ficar em frente à televisão ou no celular por mais tempo do que deveria. E o sedentarismo, então? Não é preciso ter dinheiro para *personal trainer*: meia hora de caminhada na rua, dia sim, dia não, já combate os sintomas do estresse. Isso para não falar de alimentação: dietas ricas em carboidratos simples (açúcar e farinha branca) contribuem para ativar o estado inflamatório do organismo, enquanto dietas saudáveis fazem o oposto.

Talvez você não possa mudar de chefe, de cidade ou de família, mas com certeza poderia mudar de vida. Só que, como sempre digo, tomar remédio é fácil. O difícil é tomar rumo.

Alboni, S., Poggini, S., Garofalo, S., Milior, G., El Hajj, H., Lecours, C., . . . Branchi, I. (2016). Fluoxetine treatment affects the inflammatory response and microglial function according to the quality of the living environment. *Brain, Behavior, and Immunity, 58,* 261-271.

122
A NOITE DE UM DIA LUMINOSO – INSÔNIA, DA PRÉ-HISTÓRIA À MELATONINA

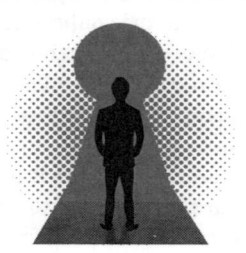

Pelo menos uma em cada três pessoas que lerem este texto tem problemas com o sono, seja demorar demais para dormir, sentir-se sonolento ao longo do dia ou algo parecido. Estatísticas oficiais nos Estados Unidos falam numa prevalência de 35% dos norte-americanos com problemas no sono, chegando a 12% os casos de insônia crônica. No Brasil, os números não parecem ser muito diferentes, o que leva à pergunta: como chegamos a isso?

Problemas complexos resistem a explicações simples, mas uma peça do quebra-cabeça da insônia possivelmente remonta à nossa pré-história. Ninguém estava lá para ver, mas, com as evidências científicas disponíveis em seu tempo e munido de grande imaginação, o escritor belga J. H. Rosny Aîné descreve, no belo livro *A guerra do fogo* (que virou um filme *cult* em 1981 e foi finalmente lançado no Brasil em 2014), como pode ter sido a vida de nossos antepassados antes de dominar o fogo. Éramos então sujeitos ao ciclo de luz e escuridão da natureza e, como mamíferos diurnos, nos adaptamos para dormir quando escurecia e acordar quando clareava. No entanto, cada vez que conseguíamos encontrar uma fogueira por acaso, originada de um incêndio espontâneo ou de uma árvore atingida por um raio, percebíamos a vantagem de controlar a luz e o calor, buscando então desenvolver essa tecnologia.

Como demoramos a alcançar esse avanço, nosso cérebro evoluiu como o dos outros animais vespertinos, percebendo visualmente a redução da luminosidade, disparando a produção de um hormônio chamado melatonina, que, entre outras coisas, nos preparava para dormir. Já deu para entender o problema, certo? A partir do momento que estendemos a luz para além do pôr do sol, inicialmente com tochas, depois com lamparinas, passando pelas lâmpadas até chegar às telas luminosas que mantemos diante de nossos olhos, atrapalhamos esse sistema tão bem ajustado ao longo de milhares de anos, retardando a produção da melatonina por conta do excesso de luz. E os distúrbios do sono explodiram.

Como retroceder avanços tecnológicos é praticamente impossível, ao entendermos o que estava acontecendo, não decidimos encurtar novamente o tempo de luminosidade. Em vez disso, sintetizamos a melatonina e passamos a aumentar seus níveis artificialmente, por meio de comprimidos.

A notícia da liberação dessa substância no Brasil correu as redes sociais, mas convém explicar a situação. O uso da melatonina nunca foi regulamentado pela Anvisa, que autoriza a produção industrial de remédios no País. No entanto, os insumos farmacêuticos utilizados pelas farmácias de manipulação não estão sujeitos a regulação dessa agência. Por conta disso, em 2016 uma juíza federal de Brasília permitiu que uma importadora trouxesse a matéria-prima ao Brasil e a fornecesse para farmácias de manipulação, que poderão vender a droga manipulada quando prescrita por médico.

Sua eficácia é comprovada, mas não é espetacular: a mais completa análise de seus efeitos, publicada em 2013, mostrou que ela reduz sete minutos, em média, o tempo que as pessoas levam para dormir, além de aumentar o tempo de sono em oito minutos, também em média. Ou seja, provavelmente está mais indicada para casos leves, em que os problemas de sono não sejam secundários a outros problemas, como depressão, ansiedade ou apneia do sono. Daí a vantagem de ter de ser prescrita por um médico, que deve avaliar o tipo de problema para saber se a droga está indicada.

Por fim, vale lembrar que diversas medidas já se comprovaram eficazes para tratar insônia leve, como relaxamento muscular progressivo, meditação e atividade física regular. Por mais que a melatonina seja segura e com poucos efeitos colaterais, nenhum remédio sozinho consegue trazer benefícios tão globais como essas medidas saudáveis.

Ferracioli-Oda, E., Qawasmi, A., & Bloch, M. (2013). Meta-analysis: Melatonin for the treatment of primary sleep disorders *PLoS One*, *8*(5).

123

VIVENDO NO FUTURO – COMO ANSIEDADE E OTIMISMO ATRAPALHAM O BRASILEIRO

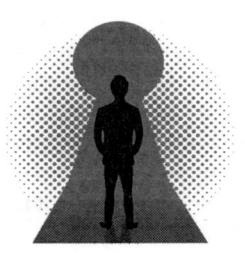

Há cerca de três anos um estudo internacional ganhou manchetes ao apontar o brasileiro como o povo mais otimista do mundo. Os dados mostravam que ninguém acredita mais do que nós num futuro melhor. Paradoxalmente, contudo, no início de 2017, a Organização Mundial da Saúde revelou também sermos os campeões mundiais de transtornos de ansiedade. Dessa vez, os números mostram que ninguém teme o futuro mais do que nós.

Vivemos ao mesmo tempo com muita fé e muito medo. Por que será?

O motivo pode estar na nossa cabeça. O córtex orbitofrontal (COF) é a área cerebral que nos faz civilizados, digamos assim, permitindo o autocontrole emocional e o ajuste de comportamentos de acordo com as possíveis consequências, prevendo resultados de nossas ações. É ali que antecipamos mentalmente o futuro – para bem e para mal. Em 2016 cientistas verificaram que as pessoas com o córtex orbitofrontal maior eram menos ansiosas e, durante a pesquisa, notaram que essa redução da ansiedade se dava por meio do aumento do otimismo. Mais massa cinzenta ali era igual a maior otimismo, protegendo os sujeitos da ansiedade.

Portanto, o otimismo e a ansiedade vivem no futuro. E, embora não sejam exatamente antônimos, ficam em polos opostos. O otimista acha que tudo dará certo. Seu antônimo, o pessimista, acha que tudo dará errado. E o ansioso queria que desse certo, mas teme que dê errado.

Ser o povo mais otimista e mais ansioso pode significar então que somos o povo que mais pensa no amanhã. Mas, ao mesmo tempo em que acreditamos demais sermos o país do futuro, como reza nosso *slogan* extraoficial, também tememos muito as reviravoltas que nos aguardam logo adiante.

Mas tanto otimismo e ansiedade têm dois lados, um bom e um ruim. Por temer tudo, o ansioso perde oportunidades, tem menos qualidade de vida, mas também se expõe menos a riscos, ficando menos sujeito a acidentes e imprevistos. O otimista, acreditando que o futuro lhe sorrirá, sofre menos, é mais alegre, mas gerencia pior seus recursos, muitas vezes não se preparando para eventuais contratempos.

Só que o problema não é ser otimista ou ansioso. (Ou ambos, como em nossa paradoxal realidade brasileira.) O problema é ficarmos parados, seja congelados de medo, seja esperando as promessas de um futuro melhor, e deixarmos de agir agora para construir um presente melhor.

Dolcos, S., Hu, Y., Iordan, A., Moore, M., & Dolcos, F. (2016). Optimism and the brain: Trait optimism mediates the protective role of the orbitofrontal cortex gray matter volume against anxiety. *Social Cognitive and Affective Neuroscience, 11*(2), 263-271.

124

QUESTIONAR PARA MELHORAR – PERGUNTAS CERTEIRAS CONTRA A DEPRESSÃO

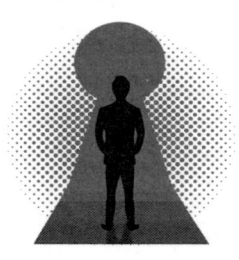

Não lembro onde li, acho que foi numa resenha de uma coleção de filosofia, há muitos anos, que os filósofos eram os chatos essenciais, que paravam para fazer perguntas quando o esperado seria seguir em frente. Chatos, sim, porque parar para pensar dá trabalho, e o mundo tem pressa demais para isso. Mas às vezes essa pressa cobra seu preço, e uma vida não refletida, vivida no automático, baseada em pressupostos superficiais e recheada de pensamentos automáticos, leva a profundas crises – quando não ao adoecimento mental.

Atribui-se a Sócrates, o pai da filosofia ocidental como a conhecemos, o desenvolvimento de uma técnica de investigação dos pensamentos, profunda e sistemática, que ficou conhecida como questionamento socrático. Em seus diálogos, registrados por seu aluno Platão, vemos como ele parava para conversar com os cidadãos e, interessando-se verdadeiramente por suas opiniões, aprofundava progressivamente as perguntas para chegar aos fundamentos daquelas crenças. Com frequência o interlocutor acabava gaguejando, notando que suas opiniões não tinham qualquer fundamento sólido.

Para uma corrente importante da saúde mental, é justamente a presença de pensamentos automáticos, com fundamentos distorcidos, que nos leva a quadros depressivos. Diante de uma adversidade qualquer, fruto do acaso, é comum personalizarmos a questão, interpretando-a de modo automático como um sinal de nossa incompetência que nos condena inexoravelmente ao fracasso. Um relacionamento naufragou? "Também, eu tenho dedo podre!", pode vir à mente automaticamente. O chefe não elogiou o trabalho? "Claro, eu nunca vou conseguir agradar nenhum chefe mesmo!", e assim por diante. E pior, sem nos darmos conta disso.

Será que o questionamento socrático, tão útil na investigação filosófica sobre a vida, poderia ajudar nessa tarefa? Desmascarar crenças infundadas sobre nós mesmos combateria sintomas depressivos?

Um estudo norte-americano acaba de comprovar que sim.

Cinquenta e cinco pacientes com sintomas depressivos foram tratados por terapeutas cognitivos durante dezesseis semanas, focando especificamente na quantidade de perguntas socráticas que eram feitas nas sessões. Mesmo depois de corrigir os resultados levando em conta as características individuais dos pacientes e da aliança terapêutica estabelecida, os cientistas notaram que, quanto mais eram questionados numa sessão, melhor os pacientes se apresentavam na semana seguinte. Ouvir perguntas como: "Passar por uma demissão é sempre uma condenação?", "Você consegue pensar em situações em que terminar um relacionamento seja algo bom?", "Ganhar menos dinheiro é necessariamente um sinal de incompetência?", e assim por diante, ajudou as pessoas a ver os quadros de suas vidas de maneira mais ampla. Essa é uma habilidade que parece não se perder com o tempo, ajudando a recuperação também no longo prazo.

Talvez não seja por acaso que o próprio Sócrates já advertia, milênios atrás, que a vida não refletida não valia a pena ser vivida. Vale a pena refletir, não?

Braun, J., Strunk, D., Sasso, K., & Cooper, A. (2015). Therapist use of Socratic questioning predicts session-to-session symptom change in cognitive therapy for depression. *Behaviour Research and Therapy, 70*, 32-37.

125

O MERCADO DE ANTIDEPRESSIVOS – ENQUANTO UNS CHORAM, OUTROS VENDEM LENÇO

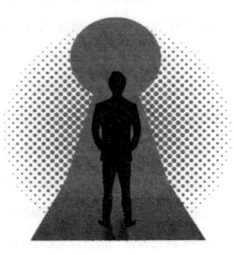

O ano de 2016 foi um ano pesado – talvez um dos mais complicados nos últimos tempos, tanto no Brasil como no mundo. Como se não faltassem evidências de que foram doze meses duros de aguentar, um levantamento da IMS Health sobre o mercado farmacêutico brasileiro mostrou que os antidepressivos e os estabilizadores do humor foram os remédios cujas vendas mais cresceram naquele ano (18,2%), só perdendo, em faturamento total, para analgésicos. Enquanto uns choram, outros vendem lenços. Ou antidepressivos.

Mas essa não é necessariamente uma notícia ruim.

A venda dessas medicações vem crescendo no mundo todo, ano a ano, há bastante tempo. Levantamentos prévios já mostravam a tendência também por aqui: entre 2003 e 2007, o aumento havia sido de 42%; entre 2008 e 2013, 48%. Isso na época em que o Brasil voava em céu de brigadeiro, todo mundo estava empregado e ninguém se xingava de coxinha ou mortadela. Aqui, como no restante do mundo, o preconceito com a psiquiatria vem diminuindo, a segurança dos remédios, aumentando, e o acesso aos tratamentos, se tornando mais fácil – e mais pessoas passaram a ser medicadas.

O aumento na venda pode ser bom, portanto, porque pacientes que vinham sofrendo desnecessariamente estão agora se tratando (mesmo nos Estados Unidos estima-se que ainda hoje uma minoria das pessoas com depressão se trate de forma correta). Claro que essa onda carrega consigo gente que talvez não precisasse tomar antidepressivos. Não deixa de ser um problema, mas certamente é um problema menor, tanto pela quantidade como pelas consequências.

Como o escritor Andrew Solomon, autor de *O demônio do meio-dia*, coloca muito bem, há tanto excesso como falta na prescrição desses remédios, mas a falta é pior. "Tem quem os tome para fugir de problemas comuns, mas, na minha experiência, essas pessoas acabam largando o medicamento quando percebem sua ineficácia nessa situação", diz ele. "Enquanto isso, aquelas que de fato precisam do remédio e não o tomam às vezes cometem suicídio."

Por sua vez, é real o impacto negativo da crise financeira na saúde mental das pessoas. Diversos estudos vêm sendo feitos mundo afora. Os resultados variam de acordo com os métodos usados, às vezes mais, às vezes menos rigorosos, mas a tendência parece consistente: tanto a prevalência de depressão como a taxa de suicídio aumentaram nos países em crise, e boa parte desse aumento pode ser estatisticamente atribuída ao cenário econômico adverso.

Até nesse contexto o aumento de vendas de antidepressivos pode não ser má notícia. Se tantas pessoas vêm adoecendo por conta da crise, ao menos que se lhes dê a chance de ser tratadas. Os remédios não farão nada pelo mercado econômico, mas podem ao menos ajudá-las a atravessar essa fase, que, como tudo, também vai passar.

126
O *CRACK* E O CAPETA

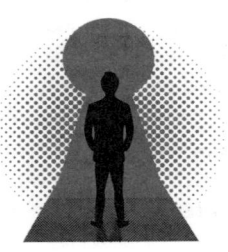

Que a droga é "coisa do capeta" qualquer um que tenha conversado com um dependente químico descobre rapidamente. A sensação de uma força incontrolável que leva o usuário a buscar a droga, mesmo contra a sua vontade e ciente dos tremendos prejuízos que ela causa, é frequentemente vivenciada como uma espécie de possessão. No romance que descreve as artimanhas do diabo, o prolífico escritor britânico C. S. Lewis coloca na boca de um experiente demônio a descrição do estratagema: "Um aumento considerável no desejo pela obtenção cada vez menor do prazer relacionado é a fórmula! Isso dá mais resultado e é, portanto, o melhor estilo a adotarmos".

Essa compulsão está por trás da expansão do uso de *crack* no Brasil, pelas cracolândias País afora.

A bem da verdade, é importante fazer uma distinção sutil, mas essencial: o que sustenta o vício no *crack* não é o prazer, mas a compulsão. Esse fato começou a ficar claro na década de 1950, quando dois cientistas norte--americanos publicaram um trabalho pioneiro. Implantando eletrodos numa área do cérebro de ratos, chamada região límbica, e os conectando a uma alavanca que, quando pressionada, disparava cargas elétricas, os pesquisadores acreditavam que as cobaias iriam correr desse estímulo, mas se surpreenderam ao notar que elas passaram a preferir apertar a alavanca a qualquer outra coisa – chegando, em estudos posteriores, a morrer de fome em troca do choque cerebral. Isso ocorreu porque, ao longo da evolução, os cérebros aprenderam a marcar algumas atividades como muito importantes, levando nossos ancestrais a ter forte impulso por repeti-las imediatamente, assim que possível. Comportamentos que aumentavam a chance de deixar descendentes, como alimentação e procriação, foram consequentemente selecionados – quem nasceu com maior tendência a repeti-los deixou mais descendentes, que herdaram a característica e assim por diante. O neurotransmissor que controla todo esse processo é a dopamina, e sua função é exatamente essa – levar à repetição. O prazer associado a tais atividades é um reforço extra, independentemente desse neurotransmissor.

E os ratinhos? Os eletrodos nos cérebros deles, descobriu-se, estimulavam diretamente a liberação da dopamina. Por isso, apertar a alavanca era tudo o que queriam.

Assim age a cocaína. Base para o *crack*, ela eleva artificialmente a dopamina a níveis jamais experimentados por qualquer ser humano. Com isso, o organismo entende que nada é mais importante do que aquilo, que passa a ser compulsivamente repetido. Em detrimento de comida, família, emprego ou o que for. Como Louis C. K., um dos mais renomados comediantes da atualidade, recomenda aos seus filhos em seu *stand-up*, não usem drogas, é uma coisa tão maravilhosa que vai acabar com a vida inteirinha de vocês.

Esse poder explica a expansão do *crack* pelo interior de São Paulo – e, de resto, pelo País como um todo. Seu poder de viciar é um dos mais intensos que conhecemos, levando por vezes os usuários à decrépita situação que se vê nas cracolândias Brasil afora. No entanto, é fundamental atentar, como faz a reportagem, para o fato de que, por mais desumana que seja a situação dessas pessoas, elas não representam a maioria dos dependentes de *crack*. Pesquisas citadas pela matéria comprovam o que intuitivamente se percebe na prática clínica – a maioria dos usuários está em suas casas, vivendo aos trancos e barrancos, indo um dia e faltando dois ao trabalho. Eles já perderam o controle, na medida em que não conseguem deixar de usar a droga, mas nem sequer se aproximam do fundo do poço, que é a vivência de rua.

Se o *crack* é ou não uma epidemia, se os usuários devem ou não ser internados, são questões sérias que merecem respostas baseadas em evidências. Mas, independentemente das respostas oferecidas, acreditar que uma política para as pequenas e grandes cracolândias é uma forma de enfrentar a questão das drogas é tão ilusório como imaginar que um programa de alfabetização para a terceira idade resolve o problema do analfabetismo. Eles são a parcela menor e mais difícil de abordar, com menos chance de sucesso e menor expectativa de vida. Evidentemente que merecem todo o tratamento disponível, até por uma questão de humanidade, como também é óbvio que os idosos merecem a chance de ser alfabetizados. Entretanto, se fingirmos que, com isso, estamos lidando com o problema como um todo, continuaremos nos enganando e, o que é pior, condenando mais pessoas a futuramente se tornarem vítimas desse vício.

127
PERSEGUIÇÃO A DILMA ROUSSEFF

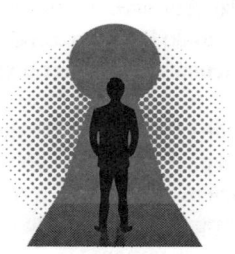

Muito antes da história de *impeachment* ou golpe, Dilma Rousseff já era perseguida. Não por seus pares políticos, mas por uma mulher chamada Edmeire Celestino da Silva. Depois de uma tentativa um tanto aparvalhada de invadir o Palácio do Planalto e declarar seu amor pela presidente, a segurança presidencial notou novamente sua presença nas cercanias do Palácio da Alvorada, residência oficial da presidente, e acionou a polícia militar. Abordada, ela disse que só sairia dali depois de pedir Dilma em casamento, mas acabou dissuadida de insistir.

O caso de Edmeire não é isolado e remete a um fenômeno conhecido pelo termo inglês *stalking*, algo entre o assédio e a perseguição. Atores, cantores e políticos, dada a sua proeminência e visibilidade, são especialmente vulneráveis a essa situação. No Canadá, por exemplo, estudos mostram que quase um terço dos políticos já foi vítima de algum tipo de perseguidor.

Como na maioria dos casos de *stalking* a celebridades, Edmeire sofre de um transtorno mental. Segundo sua mãe, assim que Dilma Rousseff saiu candidata, a filha se apaixonou, cobrindo o quarto com fotos e pôsteres, mas só veio a se tratar justamente após uma crise envolvendo sua paixão. Em 2010, ela foi detida degolando pombos no centro de Campinas, onde mora. Segundo ela, essa era a forma que havia encontrado de chamar a atenção de Dilma, num raciocínio tortuoso que lembra o de John Hinckley Jr., que, em 1981, tentou assassinar o presidente norte-americano Ronald Reagan para atrair a atenção da atriz Jodie Foster, por quem era apaixonado desde que havia visto o filme *Taxi Driver*. Assim como Edmeire, ele apresentava um transtorno mental. Embora alegadamente esteja em tratamento, por seu comportamento e suas declarações é difícil imaginar que ela esteja bem. Ao dizer ser homem, marido da presidente, tentando forçar sua entrada no Palácio do Planalto a despeito dos guardas, Edmeire dá sinais de que sua capacidade de ajuizar a realidade está, no mínimo, comprometida.

Sabe-se que entre 80 e 90% dos casos de assédio a famosos são perpetrados por pessoas com algum diagnóstico psiquiátrico, sobretudo transtornos psicóticos, nos quais o paciente pode perder o contato com a realidade se não tratado de forma apropriada. Temas de paixão e hostilidade são os mais comuns, e o padrão é exatamente o oposto do encontrado em perseguidores a não famosos – nesses casos, na maioria das vezes trata-se de alguém que não aceita uma rejeição amorosa e passa a perseguir o objeto de seu desejo, mas só 20% das vezes o assediador tem algum diagnóstico psiquiátrico.

Nunca é demais lembrar que a maioria dos atos violentos no mundo é cometida por pessoas sem qualquer transtorno mental e que os pacientes psiquiátricos não são mais perigosos do que qualquer pessoa – de forma geral, eles envolvem-se até em menos agressões, na verdade. O caso de Edmeire vem reforçar que, no caso de pacientes psiquiátricos, a maior violência é permitir que eles fiquem sem tratamento adequado.

James, D. V., Mullen, P. E., Pathé, M.T., Meloy, J. R., Farnham, F. R., Preston, L., & Darnley, B. (2008). Attacks on the British Royal family: The role of psychotic illness. *The Journal of the American Academy of Psychiatry and the Law, 36*(1), 59-67.

Adams, S. J., Hazelwoodb, T. E.,Pitrec, N. L., Bedardd, T. E., &Landrye, S. D. (2009). Harassment of members of parliament and the Legislative Assemblies in Canada by individuals believed to be mentally disordered. *Journal of Forensic Psychiatry & Psychology, 20*(6), 801-814.

128

SEU CORAÇÃO AGUENTA TANTO TRÂNSITO?

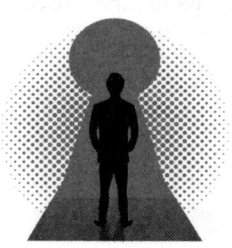

O trânsito congestionado é um dos maiores desafios da humanidade, que caminha para ser quase totalmente urbana.

Além dos diversos custos, tanto econômicos como sociais, já apontados em pesquisas anteriores, a saúde pode ser seriamente afetada pelo tráfego pesado. Estudos mostram que, em simuladores de trânsito, quando a pessoa tem um determinado prazo para completar o circuito (não é exatamente o que acontece conosco?), a presença de um congestionamento traz impactos físicos claros, como aumento da frequência cardíaca, da pressão arterial e da tensão muscular, numa descarga de adrenalina levando à reação de luta ou fuga. Tanto faz se pega o trânsito logo de saída ou subitamente, no final do trajeto. O problema é que essa reação, programada biologicamente para nos fazer enfrentar uma ameaça ou fugir dela, é inútil no contexto do trânsito. Além disso, ela deveria ser transitória, mas, nessa situação, pode ser mantida por vários minutos e até horas.

A consequência não é só o estresse, mas a própria vida pode ficar ameaçada. É bastante claro que o trânsito urbano é um fator de risco para infarto, aumentando de 2,5 a 4 vezes o risco de uma pessoa sofrê-lo, dependendo de outros fatores associados. Há estudos que estimam que 8% dos infartos se devam à exposição a congestionamentos.

Além das tão óbvias quanto difíceis dicas de tentar evitar horários de pico e preferir atividades próximas à residência, seja de trabalho ou de lazer, é possível tentar manejar o estresse que a situação gera. Esse desgaste vem do conflito entre nosso impulso para tentar resolver o problema e a impossibilidade de qualquer solução. Se, aos primeiros sinais de congestionamento, conseguirmos conscientemente nos convencer de que não há o que fazer, que o jeito é esperar o fluxo, podemos minimizar a descarga de adrenalina e, quem sabe, até relaxar.

Peters, A., von Klot, S., Heier, M., Trentinaglia, I., Hörmann, A., Wichmann, H. E., & Löwel, H. (2004). Exposure to traffic and the onset of myocardial infarction. *New England Journal of Medicine,351*, 1721-1730.

Fairclough, S. H. , & Spiridon, E. (2012). Cardiovascular and electrocortical markers of anger and motivation during a simulated driving task. *International Journal of Psychophysiology, 84*(2), 188-193.

129
CONSCIENTIZAÇÃO E PREVENÇÃO DO SUICÍDIO

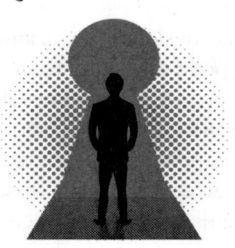

Muito provavelmente você nunca ouvir falar nisso, mas dia 10 de setembro é o Dia Mundial de Prevenção ao Suicídio. Se não sabia, não se preocupe, não é você que está por fora: o tema é um tabu tão grande que praticamente não se fala sobre ele. A mídia evita o tema porque a cobertura feita de modo irresponsável pode ser prejudicial para a população, mas principalmente porque afasta a audiência. Ninguém quer falar e ninguém quer ouvir. Mas fingir que o problema não existe infelizmente não o leva a desaparecer. E os suicídios continuam acontecendo.

Daí a importância de uma abordagem franca, séria e não sensacionalista sobre o tema. E também de campanhas como esse dia, no qual, em dezenas de países ao redor do mundo, instituições promovem debates, palestras, conscientização e combate ao preconceito que cerca o suicídio. Em 2015, o tema foi justamente "Prevenindo suicídio: alcançando e salvando vidas". Quando as pessoas em risco são alcançadas, vidas são salvas.

Um dos maiores *erros* que cometemos ao pensar numa atitude tão extrema como essa é achar que ela teve *uma determinada causa*. Fulano se matou porque a esposa o traiu. Beltrano se matou porque estava deprimido. Obviamente não é assim: nem todo depressivo, e muito menos todo traído, se mata. Aliás, a minoria das pessoas o faz. O suicídio é o ponto final em que chegam pessoas submetidas não a um, mas a *vários fatores* ao mesmo tempo: é alguém que tem um transtorno mental *e* está passando um problema grave *e* tem pouco suporte social *e* se sente desesperançado e, e, e... as variáveis são muitas e se agrupam de forma única para cada pessoa que pensa em acabar com tudo. Ainda assim, *alguns fatores estão quase sempre presentes*: algum *transtorno mental*, a *sensação de desesperança* e o *uso de álcool ou outras drogas*. É por isso que o suicídio pode ser em grande parte *prevenido*.

Imagine alguém que está considerando seriamente que deveria dar cabo da vida. Ao descobrir que pode estar doente, com *depressão*, por exemplo, existe uma chance de que procure ajuda antes de optar pela saída trágica. Outra doença muito associada ao suicídio são as *dependências químicas*; mas, se transmitirmos aos dependentes que existem tratamentos para eles, podemos também mudar seu destino. Além disso, aqueles que pensam em morrer porque não veem saída para seus problemas podem ser ajudados por meio de uma simples palavra de *esperança*. Ter alguém de fora que demonstre interesse sincero pelo problema, eventualmente oferecendo uma perspectiva alternativa da questão, é o que basta para demover o suicida de sua convicção, mesmo que temporariamente, dando-lhe tempo para conseguir *ajuda especializada*. Se identificarmos melhor as pessoas com diagnósticos psiquiátricos e as encaminharmos para tratamento adequado, e se estendermos a mão para quem está em desespero, quantas mortes serão *prevenidas*.

Não é preciso ter *medo de perguntar* se alguém está pensando em acabar com tudo – não há risco de que isso seja interpretado como uma sugestão e aumente a chance de a pessoa se matar. Ao contrário, pode ser exatamente a pergunta que ela precisa para se sentir compreendida. Se tem notado em alguém próximo *mudanças de comportamento, aumento do uso de álcool ou drogas, pessimismo muito intenso ou desesperança* nas conversas, fale abertamente com essa pessoa. Demonstre interesse, ofereça ajuda para conseguir uma consulta, acione familiares se for o caso. Se você tem se sentido assim, serviços como o Centro de Valorização da Vida (CVV) atendem 24 horas na internet (http://www.cvv.org.br/) ou pelo telefone 141. Quase todas as pessoas que são demovidas da ideia de se matar percebem que essa não era a melhor saída e conseguem de algum jeito encontrar uma forma de seguir em frente.

Algumas pessoas, em alguns momentos, recebem do destino uma pena tão grande que parece não valer a vida, mas nós podemos nos unir e colaborar para inverter a equação, fazendo a vida valer a pena.

130

OS AFASTAMENTOS POR DOENÇA E A DOENÇA DOS AFASTAMENTOS

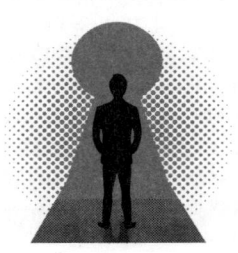

Apesar da malandragem típica que atribuímos aos brasileiros, a simulação de doenças em perícias é um problema internacional. Nos Estados Unidos, por exemplo, foram comparadas avaliações neuropsicológicas envolvendo danos pessoais, incapacidades várias, casos criminais ou simples avaliações para auxílio diagnóstico. Nesses últimos, quando não havia interesses explícitos em jogo, foi identificado exagero de sintomas ou simulação franca em 8% dos casos. Já quando os casos envolviam quantificação de dano pessoal ou algumas incapacidades, as taxas subiam para 39 e 30%, respectivamente, superando até mesmo os casos criminais (19%). Não creio ser preconceito imaginar que no Brasil esses números sejam maiores.

Não há dúvida de que há muita gente ganhando sem precisar, mas nem sempre se trata de simulação pura e simples. Para além da falta de caráter ou malandragem pura e simples, existem pessoas que estão de fato doentes, que têm um problema médico, mas que não estão incapazes para trabalhar. Esse é um dos maiores desafios, tanto para os peritos como para os segurados. Quando alguém está tentando inventar uma doença que não tem, é mais difícil enganar o perito; além disso, ao ter o benefício negado algumas vezes, esses sujeitos tendem a desistir do golpe. Já quando uma pessoa está doente de verdade, ela não precisa convencer o médico que tem uma doença, o desafio é mostrar para ele que está incapaz. Como a melhor maneira de contar uma mentira é acreditando nela, muitas e muitas vezes essas pessoas convencem primeiro a si mesmas que estão incapazes, que merecem uma compensação por seu sofrimento, já que pagam o seguro. Esse também não é um problema exclusivamente brasileiro: um estudo alemão concluiu que 44,6% das pessoas submetidas a perícias não estavam fazendo esforço suficiente durante a realização dos exames, exagerando, assim, seus déficits.

Isso complica a função pericial, pois as sutilezas desses casos aumentam a complexidade da tarefa, mas atrapalha também a vida do cidadão. Convencido de que está de ser incapaz, ele não desiste do benefício após as perícias serem negativas – muda de posto por várias vezes para tentar a sorte com médicos diferentes, terminando com demoradas ações na justiça contra o INSS. Ao longo dessa jornada, seus vínculos com o mercado de trabalho vão se esfacelando, e até sua visão de si mesmo como agente produtivo se perde pelo caminho. Nesse ponto, ele passa a ter o benefício constantemente negado, mas sempre se achando injustiçado – e nunca mais consegue trabalhar.

No fim, é como se, mesmo sendo capazes do ponto de vista médico, esses ex-trabalhadores se tornassem incapazes. Mas essa incapacidade, apesar de grave em alguns casos, não é coberta pelo seguro social. Para esses casos, não há solução rápida no horizonte. A única esperança é de que as mudanças na previdência – sejam quais forem – tragam a rebote uma mudança cultural.

Mittenberg, W., Patton, C., Canyock, E. M., & Condit, D. C. (2002). Base rates of malingering and symptom exaggeration. *Journal of Clinical and Experimental Neuropsychology, 24*(8), 1094-1102.

131
APRENDER COM OS IDOSOS A TOCAR EM FRENTE

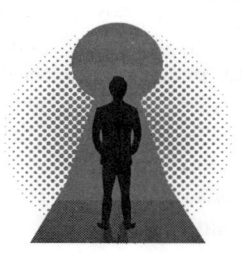

Ando devagar
Porque já tive pressa
E levo esse sorriso
Porque já chorei demais

Poucos ignoram a belíssima *Tocando em frente*, de Almir Sater e Renato Teixeira, que mostra um pouco da sabedoria caipira. Tenho guardado, em algum lugar da memória, misturada com entulhos de lembranças posteriores, uma entrevista do Almir Sater dizendo que a música fora inspirada por seu desejo de fazer algo tão belo como uma poesia de Drummond que havia lido. Não sei se é uma falsa memória, mas não me parece impossível que seja algo assim, pois a letra, muito simples e muito verdadeira, toca em temas inerentes à condição humana, elevando-a à categoria de arte, como um poema.

Penso que cumprir a vida
Seja simplesmente
Compreender a marcha
E ir tocando em frente

Tocar em frente parece ser um dos grandes segredos de uma vida boa. As alternativas – ficar parado ou olhando para trás – são fatores hoje reconhecidamente associados a depressão, e grande parte dos tratamentos para pacientes deprimidos passam justamente por tentar fazer que as pessoas deixem de remoer pensamentos e "toquem em frente". Todos tendemos a dar valor negativo às situações adversas que ocorrem na vida, mas a capacidade de reavaliá-las, no sentido literal da palavra, "rever o valor" que damos às coisas, parece ser uma das maneiras mais eficazes de lidar com os altos e baixos da vida. Tal habilidade só se desenvolve com o tempo, quer seja por maturação do córtex pré-frontal do cérebro, fundamental para essa função, quer seja pela prática.

> Como um velho boiadeiro
> Levando a boiada
> Eu vou tocando os dias

Os idosos, está comprovado, gastam menos tempo remoendo problemas do que os jovens. Tais ruminações, que levam o sujeito a adotar uma perspectiva pessimista da realidade, gastando mais energia com tais pensamentos negativos do que com atitudes positivas, estão associadas não somente a depressão como também a menores índices de satisfação com a vida. No entanto, parece que levamos um bom tempo para aprender que a maioria dos problemas pode ser vista – sem demora – de ângulos menos sombrios.

Percebendo essa realidade, o velho caipira pode concluir:

> Cada um de nós compõe a sua história
> Cada ser em si
> Carrega o dom de ser capaz
> E ser feliz.

Sütterlin, S., Paap, M. C. S., Babic, S., Kübler, A., & Vögele, C. (2012). Rumination and age: Some things get better. *Journal of Aging Research, 2012*(2012).